Den neurologiske

sygeplejerske

den komplette guide

Freja Madsen

Indholdsfortegnelse

Kapitel 1: Introduktion til neurologi — 11

- En kort historie om neurologi — 12
- De vigtigste neurologiske sygdomme — 13
- Betydningen af den neurologiske sygeplejerske — 15

Kapitel 2: Miljøet på den neurologiske afdeling — 17

- Organisation og struktur på en neurologisk afdeling — 18
- Det medicinske og paramedicinske team: roller og interaktioner — 20
- Specialudstyr til neurologi — 22

Kapitel 3: Den neurologiske sygeplejerskes kernekompetencer — 25

- Neurologisk vurdering: tegn og symptomer — 26
- Specifikke plejeteknikker inden for neurologi — 27
- Håndtering af smerte og komfort — 29
- At kommunikere med en neurologisk patient — 32

Kapitel 4: Behandling af de vigtigste neurologiske sygdomme — 35

- Cerebrovaskulær ulykke (CVA) — 36
- Epilepsi — 39
- Degenerative sygdomme (f.eks. Parkinsons, Alzheimers) — 43

Kapitel 5: Neurologiske nødsituationer — 49

- Genkendelse af en neurologisk nødsituation — 50
- Sygeplejeintervention i nødsituationer — 51
- Samarbejde med det medicinske team — 53

Kapitel 6: Følelsesmæssige og psykologiske udfordringer — 57

- Forståelse af de psykologiske konsekvenser af neurologiske lidelser — 58
- Vigtigheden af aktiv lytning — 60
- Håndtering af stress og udbrændthed — 61

Kapitel 7: Farmakologi specifikt for neurologi — 65

- Oversigt over almindeligt anvendte lægemidler — 66
- Administration, bivirkninger og interaktioner — 67
- Betydningen af lægemiddeladhærens i neurologi — 69

Kapitel 8: Forhold til familie og   73
omsorgspersoner

- Forståelse af de pårørendes rolle i   74
  plejen

- Effektiv kommunikation med familien   75

- Støtte til pårørende, der står over for   77
  udfordringerne ved neurologisk
  sygdom

Kapitel 9: Genoptræning og rehabilitering   79
inden for neurologi

- Grundlæggende principper for   80
  neurologisk rehabilitering

- Samarbejde med terapeuter   82
  (fysioterapi, taleterapi osv.)

- Casestudier af vellykkede   83
  rehabiliteringsforløb

Kapitel 10: Etik og deontologi i   87
neurologien

- Etiske spørgsmål, der er specifikke for   88
  neurologi

- Patientrettigheder og autonomi   89

- Praktiske cases og almindelige etiske   91
  dilemmaer

Kapitel 11: Innovationer og fremskridt   95
inden for neurologi

- De seneste opdagelser og forskning   96

- Virkningen af innovative teknologier   98
  (f.eks. telemedicin, kunstig intelligens)

- Fremtidens neurologi: udsigter og udfordringer — 100

Kapitel 12: Betydningen af tværfagligt arbejde — 103

- Samarbejde med andre medicinske specialer — 104
- Supplerende roller i teamet — 106
- Fordelene ved en holistisk tilgang til pleje — 108

Kapitel 13: Neurologisygeplejerskens sundhed og velbefindende — 111

- Genkendelse og forebyggelse af udbrændthed — 112
- Strategier til stresshåndtering — 114
- Balance mellem arbejde og privatliv — 116

Kapitel 14: Karriereudvikling og kompetenceudvikling — 119

- Efteruddannelse i neurologi — 120
- Integration af nye teknologier — 121
- Betydningen af neurologisk forskning for sygeplejersker — 123

Kapitel 15: Udtalelser og casestudier — 125

- Casestudier fra neurologiske sygeplejersker — 126
- Erfaringer fra komplekse situationer — 127

- Anekdoter og inspirerende øjeblikke   129

Kapitel 16: Konklusion og   131
fremtidsudsigter

- Den teknologiske og videnskabelige   132
  udviklings indvirkning på neurologien

- Fremtidsvision for den neurologiske   133
  sygeplejerskes rolle

- Opmuntring af den nye generation   135

Ordliste over medicinske termer

Yderligere læsning og ressourcer

« Enhver handling, enhver bevægelse, selv den mest elementære tanke, er et vidunder i sig selv. Det er resultatet af den ekstraordinære synkronisering af milliarder af neuroner. »

Kapitel 1

INTRODUKTION TIL NEUROLOGI

En kort historie om neurologi

Neurologi, den fascinerende medicinske disciplin, der beskæftiger sig med studiet af nervesystemet, har rejst en lang og kompleks vej gennem tiderne for at nå frem til nutidens forståelse af hjernens og nervernes mysterier. Lad os fordybe os i denne historie, som er meget mere end en simpel kronologi over begivenheder, da den afspejler udviklingen i vores forståelse af os selv.

I oldtiden lagde egypterne, grækerne og romerne grunden til det, der skulle blive til neurologi. Egypterne havde for eksempel allerede en avanceret anatomisk viden, som det fremgår af den berømte Edwin Smith-papyrus, der nævner observationer af traumatiske hjerneskader. Men det var Hippokrates, lægevidenskabens fader, der i det 5. århundrede f.Kr. hævdede, at det var hjernen og ikke hjertet, der var sæde for vores følelser og tanker. En revolutionerende idé på det tidspunkt!

I løbet af århundrederne, med renæssancen, blev studiet af nervesystemet gradvist forfinet takket være pionerer som Leonardo da Vinci, der lavede detaljerede skitser af den menneskelige hjerne. Men det var i det 17. århundrede, med Thomas Willis' arbejde, ofte omtalt som "neurologiens fader", at disciplinen for alvor tog fart. Willis identificerede og navngav ikke kun flere hjernestrukturer, men lagde også grunden til en klinisk tilgang til neurologisk undersøgelse.

Neurologiens moderne æra begyndte for alvor i det 19. århundrede, en periode med videnskabelig sprudlen, hvor teknologi og nysgerrighed gik sammen om at afsløre hjernens hemmeligheder. Ikoniske skikkelser som Jean-Martin Charcot og Sir William Gowers definerede ikke blot mange af de neurologiske sygdomme, vi kender i dag, men lagde også fundamentet for de kliniske og diagnostiske principper i moderne neurologi.

I det 20. århundrede skete der en revolution i forståelsen og behandlingen af neurologiske sygdomme. Opdagelsen af elektroencefalografi, introduktionen af magnetisk resonansbilleddannelse (MRI) og fremskridt inden for genetik har alle åbnet op for en hidtil uset indsigt i nervesystemets funktion og dysfunktion.

I dag befinder neurologien sig ved en skillevej mellem tradition og innovation. Den trækker på sin rige fortid, samtidig med at den ser resolut på fremtiden med løftet om genterapier, neuroproteser og andre fremskridt, der virker som taget direkte ud af en science fiction-roman.

Så langt fra at være en statisk disciplin, er neurologi et levende felt i konstant udvikling, som afspejler menneskehedens utrættelige søgen efter at forstå det mest mystiske og komplekse organ i vores krop: hjernen.

De vigtigste neurologiske sygdomme

Selvom neurologi er en specialiseret gren af medicinen, dækker den et imponerende spektrum af sygdomme, der påvirker nervesystemet. Disse forbløffende forskellige tilstande er lige så varierede i deres symptomer, som de er i deres oprindelse. At forstå dem er på en måde som at forsøge at dechifrere gåderne i vores hjerne og hele vores nervesystem.

Cerebrovaskulær ulykke (CVA) er uden tvivl en af de mest kendte lidelser. Den opstår, når blodgennemstrømningen til eller i hjernen afbrydes, hvilket fratager neuronerne ilt og forårsager skader, som nogle gange er uoprettelige. Hovedtyperne af slagtilfælde er iskæmisk slagtilfælde, som skyldes en blodprop, der blokerer et blodkar, og hæmoragisk slagtilfælde, som skyldes brud på et blodkar.

Alzheimers sygdom, som er en degenerativ form for demens, tager hårdt på hukommelse, tankegang og adfærd. Den sniger sig langsomt ind og nedbryder gradvist de syges sind og personlighed. Den er karakteriseret ved en unormal ophobning af proteiner i hjernen, som danner plaques og tangles.

Multipel sklerose er en autoimmun sygdom, hvor immunsystemet angriber myelinskeden, der omgiver neuronerne, og forstyrrer overførslen af elektriske signaler. Den udvikler sig ofte i tilbagefald med perioder af remission.

Parkinsons sygdom, en anden neurodegenerativ sygdom, påvirker bevægelserne. Den forårsages af, at dopaminproducerende neuroner i hjernen gradvist dør. Rystelser, stivhed og bradykinesi er de vigtigste tegn.

Epilepsi refererer til en række lidelser, der er karakteriseret ved tilbagevendende anfald. Disse anfald er forårsaget af pludselig elektrisk overaktivitet i hjernen. De kan manifestere sig på mange forskellige måder, lige fra kortvarigt fravær til voldsomme kramper.

Migræne er mere end bare hovedpine, det er en kronisk neurologisk lidelse. Den manifesterer sig som anfald af intens hovedpine, ofte ledsaget af kvalme, opkastning og øget følsomhed over for lys eller støj.

Andre tilstande, såsom **perifer neuropati, myasthenia gravis** og **hjernetumorer,** illustrerer den mangfoldighed af sygdomme, som neurologien skal dække.
Disse sygdomme, hver på sin måde, er en påmindelse om, hvor robust og skrøbeligt vores nervesystem kan være på samme tid. De understreger også vigtigheden af løbende forskning for bedre at forstå dem og forhåbentlig en dag overvinde dem en gang for alle.

Betydningen af den neurologiske sygeplejerske

Den neurologiske sygeplejerske er en nøglespiller, der ofte står i forreste linje, når det gælder de unikke udfordringer, som sygdomme i nervesystemet giver. Deres rolle er ikke blot en række tekniske opgaver, men er en del af en menneskelig og terapeutisk dimension, der er afgørende for plejen af patienter, der lider af neurologiske sygdomme.

1. Klinisk monitorering: Neurologiske patienter kan have subtile eller pludselige kliniske symptomer og tegn, såsom ændringer i motorisk funktion, tale, kognition eller sanser. Takket være deres uddannelse og erfaring er sygeplejerskerne i stand til at opdage disse ændringer, som nogle gange er umærkelige for uindviede, og advare det medicinske team i god tid.

2. Administrering af behandling: Uanset om der administreres antikonvulsive lægemidler, dopaminerge behandlinger eller intratekale injektioner, spiller sygeplejersken en afgørende rolle. De sikrer ikke kun, at behandlingen administreres korrekt, men overvåger også bivirkningerne og effektiviteten af behandlingen.

3. Uddannelse og støtte: At forstå neurologisk sygdom, dens implikationer og behandling kan være en skræmmende opgave for patienter og deres familier. Sygeplejersken fungerer som en bro, der tilbyder klare forklaringer, besvarer spørgsmål og beroliger patienten.

4. Rehabilitering: Ved tilstande som efter et slagtilfælde eller en hjerneoperation arbejder sygeplejersken tæt sammen med fysioterapeuter, talepædagoger og andre rehabiliteringsspecialister for at sikre, at patienten kommer sig bedst muligt.

5. Smertebehandling: Mange neurologiske tilstande kan være smertefulde, fra neuropatiske smerter til kronisk hovedpine. Sygeplejersker spiller en vigtig rolle i at vurdere denne smerte og administrere passende smertestillende behandlinger.

6. Følelsesmæssig støtte: At blive konfronteret med en neurologisk sygdom kan være destabiliserende og angstprovokerende. Sygeplejersker tilbyder følelsesmæssig støtte, lytter til patienterne, beroliger dem og hjælper dem gennem denne svære periode.

7. Tværfagligt samarbejde: Inden for neurologi er patientpleje ofte resultatet af et samarbejde mellem forskellige specialister. Sygeplejersken faciliterer dette samarbejde og sikrer en flydende og effektiv kommunikation mellem de forskellige involverede parter.

Den neurologiske sygeplejerske er, gennem sin ekspertise, medfølelse og dedikation, meget mere end en medicinsk medhjælper. De er vogtere af patienternes velbefindende, arkitekterne bag deres helbredelse og daglige vidner til menneskelig styrke og modstandsdygtighed over for neurologisk modgang. Deres værdi er uvurderlig, hvilket gør dem til en vigtig søjle i neurologisk pleje.

Kapitel 2

MILJØET PÅ DEN NEUROLOGISKE AFDELING

Organisation og struktur en neurologisk afdeling

Neurologisk afdeling er en kompleks enhed, der kræver nøje koordinering og strukturering for at imødekomme de specifikke behov hos patienter med neurologiske lidelser. Hvert element i denne organisation arbejder sammen om at yde holistisk, multidimensionel pleje.

1. Modtagelses- og vurderingsområder:
   - **Neurologisk akutafdeling:** Dedikeret til behandling af nødsituationer som slagtilfælde eller akutte epileptiske anfald.
   - **Ambulante konsultationer:** For patienter, der har brug for regelmæssig opfølgning uden hospitalsindlæggelse.
2. Specialiserede plejeenheder:
   - **Slagtilfældeenhed:** Specielt til patienter med slagtilfælde, med dedikeret udstyr og team.
   - **Generel neurologisk afdeling:** For en bred vifte af neurologiske sygdomme.
   - **Enhed for bevægelsesforstyrrelser:** Fokuserer på tilstande som Parkinsons sygdom.
   - **Neuroimmunologisk enhed:** Til sygdomme som multipel sklerose.
3. Diagnostiske platforme:
   - **Neurofysiologisk laboratorium:** Her udføres EEG, EMG og andre diagnostiske tests.
   - **Medicinsk billeddannelse:** Tilbyder MR-scanninger, skanninger og nogle gange PET-scanninger, som er afgørende for diagnosticering af mange neurologiske sygdomme.
4. Genoptræning og rehabilitering:

Med fokus på funktionel genopretning og rehabilitering af patienter omfatter disse tjenester fysioterapi, taleterapi, fysioterapi og mange andre.

5. Rum til støtte og velvære:
   - **Hvilerum:** Til patienter og deres familier.
   - **Rådgivningsområder:** For psykologisk støtte og vejledning.
6. Det medicinske team:
   - **Neurologer:** Afdelingens piloter, specialister i neurologiske sygdomme.
   - **Neurologiske sygeplejersker:** Dedikeret til den daglige pleje og overvågning af patienter.
   - **Laboratorieteknikere:** Til specialiseret diagnostik.
   - **Plejeassistenter:** Giver grundlæggende pleje og støtte.
   - **Ergoterapeuter, fysioterapeuter og andre rehabiliteringsspecialister:** Afgørende for patienternes funktionelle genopretning.
   - **Neuropsykologer:** Fokuserer på de kognitive og følelsesmæssige aspekter af neurologiske lidelser.
   - **Socialrådgivere:** Hjælper patienter og deres familier med at navigere i de ikke-medicinske udfordringer, der er forbundet med sygdommen.
7. Forskning og udvikling:
På universitetscentre og visse hospitaler er forskningsenheder dedikeret til studiet af neurologiske sygdomme, hvor man leder efter nye behandlinger og terapeutiske tilgange.

Strukturen på en neurologisk afdeling er som et velstemt orkester: Hver komponent, hvert individ har sin specifikke rolle, men alle arbejder sammen i harmoni for patienternes velbefindende og helbredelse. Deres fælles mål er at yde omfattende pleje, fra den første diagnose til rehabilitering, for at garantere det bedst mulige resultat for hver patient.

Det medicinske og paramedicinske team : roller og interaktioner

På en neurologisk afdeling er det medicinske og paramedicinske team en heterogen gruppe af fagfolk, der på trods af forskellige færdigheder arbejder sammen om at yde optimal patientpleje. At forstå de enkelte medlemmers rolle, og hvordan de interagerer, er afgørende for at forstå den overordnede dynamik på afdelingen.

1. Neurologer:
   - **Rolle:** Disse er specialister i neurologiske lidelser. De vurderer, diagnosticerer, behandler og overvåger patienter.
   - **Interaktioner:** De arbejder tæt sammen med sygeplejerskerne om at overvåge patientens fremskridt, med laboratorieteknikerne om at fortolke testresultater og med rehabiliteringsteamet om at udarbejde passende plejeplaner.
2. Neurologiske sygeplejersker:
   - **Rolle:** De er ansvarlige for den daglige pleje, klinisk overvågning, administration af behandlinger og ofte patientuddannelse.
   - **Interaktion:** Sygeplejerskerne er i konstant kommunikation med neurologerne om patienternes tilstand. De arbejder også i synergi med plejeassistenter og samarbejder med rehabiliteringsspecialister.
3. Laboratorieteknikere:
   - **Rolle:** De udfører diagnostiske tests som EEG, EMG osv.
   - **Interaktion:** De leverer resultaterne til neurologerne til fortolkning og arbejder sammen med sygeplejerskerne om at udføre testene.
4. Plejeassistenter:
   - **Rolle:** De yder grundlæggende pleje, hjælper med patientens mobilitet, hygiejne og ernæring.

- **Interaktion:** De arbejder under opsyn af sygeplejersker og er i hyppig kontakt med patienter og deres familier.

5. Ergoterapeuter, fysioterapeuter og fysioterapeuter:
   - **Rolle:** De hjælper med rehabilitering og funktionel genopretning af patienter ved at arbejde med mobilitet, styrke, koordination eller specifikke færdigheder.
   - **Interaktion:** De udarbejder genoptræningsplaner i samarbejde med neurologer og sygeplejersker og giver regelmæssig feedback om patienternes fremskridt.

6. Neuropsykologer:
   - **Rolle:** De vurderer og behandler kognitive, følelsesmæssige og adfærdsmæssige forstyrrelser, der er forbundet med neurologiske tilstande.
   - **Interaktion:** De deler deres observationer med det medicinske team og kan foreslå specifikke interventioner eller tilpasninger.

7. Socialarbejdere:
   - **Rolle:** De yder ikke-medicinsk støtte og hjælper patienter og deres familier med at håndtere de sociale og økonomiske aspekter af sygdommen.
   - **Interaktioner:** De arbejder sammen med sygeplejersker og læger for at sikre, at der tages hensyn til patientens holistiske behov.

8. Farmaceuter:
   - **Rolle:** De rådgiver om medicin og dens bivirkninger og overvåger lægemiddelinteraktioner.
   - **Interaktioner:** De samarbejder med neurologerne om at optimere medicineringen og informere sygeplejerskerne om administrationen af lægemidlerne.

Balancen og effektiviteten i dette team er baseret på flydende kommunikation og en gensidig forståelse af de enkelte medlemmers roller og ansvar. Hvert medlem bidrager til teamet, og sammen sikrer de, at hver patient får omfattende, personlig pleje. Dette tværprofessionelle samarbejde er nøglen til en vellykket neurologisk behandling.

Specialudstyr til neurologi

Neurologi, som er en medicinsk disciplin med fokus på diagnosticering, behandling og forskning i sygdomme i nervesystemet, kræver specialiseret udstyr. Dette udstyr giver præcise oplysninger om nervesystemets anatomi, fysiologi og patologi. Her er en oversigt over det vigtigste udstyr, der bruges inden for dette område:

1. Medicinsk billeddannelse:
   - **Computertomografi (CT):** Bruges til at få detaljerede billeder af hjernen og rygmarven og er afgørende for at opdage abnormiteter som tumorer, blødninger eller læsioner.
   - **Magnetisk resonansbilleddannelse (MRI):** Giver billeder i høj opløsning af nervestrukturer og er især nyttig til at visualisere læsioner eller demyeliniserende sygdomme som multipel sklerose.
   - **Positronemissionstomografi (PET):** PET bruges i forskning og nogle gange i klinisk praksis og måler den metaboliske aktivitet i hjernen.
2. Udstyr til klinisk neurofysiologi:
   - **Elektroencefalogram (EEG):** Måler hjernens elektriske aktivitet, hvilket er nyttigt til diagnosticering og overvågning af tilstande som f.eks. epilepsi.
   - **Elektromyogram (EMG):** Vurderer den elektriske aktivitet i musklerne for at diagnosticere neuromuskulære lidelser.
   - **Fremkaldte potentialer:** Måler hjernens elektriske respons på specifikke stimuli, hvilket gør det muligt at vurdere funktionen af visse nervebaner.

3. Interventionsudstyr:
- **Kirurgiske mikroskoper:** Til følsomme operationer på nervesystemet.
- **Deep brain stimulators:** Bruges til at behandle tilstande som Parkinsons sygdom.
- **Trombektomiudstyr:** Til at fjerne blodpropper i tilfælde af et slagtilfælde.

4. Rehabiliteringsudstyr:
- **Løbebånd med vægtstøtte:** Hjælper patienter med at genvinde mobiliteten efter en neurologisk skade.
- **Rehabiliteringsrobotter:** Bruges til at genoptræne lemmer efter et slagtilfælde eller anden skade på nervesystemet.
- **Logopædisk udstyr:** Til tale- og synkerehabilitering.

5. Overvågnings- og plejeudstyr:
- **Patientmonitorer:** Til kontinuerlig overvågning af hjerneaktivitet på intensivafdelinger.
- **Programmerbare lægemiddelpumper:** Til indgivelse af lægemidler direkte i cerebrospinalvæsken eller andre områder af kroppen.

6. Søgeværktøjer:
- **Magnetoencefalografi (MEG):** Måler hjernens magnetiske aktivitet, hvilket er nyttigt til at lokalisere, hvor hjerneaktiviteten stammer fra.
- **Virtual reality-udstyr:** Til at studere kognition og perception i et kontrolleret miljø.

Hvert eneste stykke neurologisk udstyr, hvad enten det er til diagnose, behandling eller forskning, spiller en afgørende rolle for at fremme vores forståelse af nervesystemet og forbedre patienternes livskvalitet. Teknologien fortsætter med at udvikle sig og tilbyder stadig mere sofistikerede muligheder for at studere og behandle neurologiske sygdomme.

Kapitel 3

NEUROLOGISYGEPLEJERSKENS GRUNDLÆGGENDE FÆRDIGHEDER

Neurologisk vurdering : tegn og symptomer

Neurologisk vurdering er en systematisk proces, der er designet til at identificere og fortolke de tegn og symptomer, der er forbundet med lidelser i nervesystemet. Det er afgørende for at kunne stille en præcis diagnose og planlægge en passende behandling. Tegn er abnormiteter, der opdages under den fysiske undersøgelse, mens symptomer er de fornemmelser og problemer, som patienten rapporterer.

1. Klinisk interview:
Dette er den første fase af vurderingen, hvor patienten (eller en pårørende) beskriver sin sygehistorie, aktuelle symptomer, deres opståen, varighed og udvikling samt alle andre relevante faktorer.
- **Almindelige symptomer:** Hovedpine, svimmelhed, synsproblemer, svaghed, følelsesløshed, rysten, balanceproblemer, tale- eller synkebesvær, hukommelses- eller adfærdsproblemer.

2. Fysisk og neurologisk undersøgelse:
- **Mental evaluering:** Tester orientering, hukommelse, opmærksomhed, beregning og ræsonnement.
- **Kraniefunktioner:** Undersøg pupiller, øjenbevægelser, hørelse, ansigtsstyrke og -fornemmelse, smag, synkning og ansigtsudtryk.
- **Muskelstyrke:** Tjek styrken af de forskellige muskelgrupper i lemmerne.
- **Sansning:** Test af taktil sansning, smerte, temperatur, vibration og proprioception.
- **Reflekser:** Test dybe, overfladiske og plantare senereflekser.
- **Koordination:** Vurdering af evnen til at udføre hurtige vekslende bevægelser og pege-pege-tests.

- **Gang:** Observer patientens gang, kropsholdning og evne til at gå på hæle og tæer, vende sig hurtigt osv.

3. Specifikke tegn og symptomer:
   - **Hemiparese:** Svaghed i den ene side af kroppen.
   - **Afasi:** Vanskeligheder med at tale eller forstå sprog.
   - **Ataksi:** Manglende koordination af bevægelser.
   - **Dysartri:** Vanskeligheder med at artikulere ord.
   - **Dysfagi:** Vanskeligheder med at synke.
   - **Nystagmus:** Ufrivillige, rytmiske øjenbevægelser.

4. Specialiserede tests:

   Disse tests udføres i henhold til patientens symptomer og kan omfatte blodprøver, billedundersøgelser (såsom MRI eller CT), EEG, EMG og andre diagnostiske tests for at præcisere diagnosen.

5. Vurdering af tilknyttede systemer:

   Det kan være nødvendigt at undersøge andre kropssystemer, som kan påvirke eller blive påvirket af neurologiske lidelser, f.eks. det kardiovaskulære, muskuloskeletale eller endokrine system.

Neurologisk vurdering er en kombination af medicinsk kunst og videnskab. Det kræver en metodisk tilgang, omhyggelig observation og aktiv lytning. Neurologiske symptomer kan ofte være subtile og variere betydeligt fra den ene patient til den anden. En omhyggelig vurdering giver os mulighed for at stille en præcis diagnose, guide terapeutiske indgreb og evaluere responsen på behandlingen.

Plejeteknikker specifikt for neurologi

Pleje af patienter med neurologiske lidelser er en unik udfordring, der kræver specialiserede færdigheder. Neurologiske sygeplejersker bruger en række teknikker til at sikre optimal pleje af disse patienter. Lad os se nærmere på disse specialiserede teknikker:

1. Løbende neurologisk vurdering:
Sygeplejersker skal uddannes til at udføre målrettede neurologiske undersøgelser, hvor de regelmæssigt vurderer bevidsthedsniveau, motorik, følesans, reflekser og kranienervernes funktion.

2. Intrakraniel behandling:
- **Overvågning af intrakranielt tryk (ICP):** Indebærer brug af specialiseret udstyr til at måle ICP hos risikopatienter.
- **Teknikker til at reducere ICP: Lejring**, medicin (f.eks. mannitoler), kontrolleret hyperventilation og nogle gange kirurgi.

3. Krisestyring:
- **Kontinuerlig overvågning med EEG:** Muliggør tidlig opdagelse og behandling af anfald.
- **Administration af antiepileptika:** Sørg for passende doser, og overvåg for bivirkninger.

4. Mobilitetsstyring:
- **Rehabiliteringsterapier:** Inddrager fysioterapi og ergoterapi for at hjælpe med at genvinde funktion efter neurologisk skade.
- **Forebyggelse af komplikationer ved immobilitet:** f.eks. tryksår, aspirationspneumoni og dyb venetrombose.

5. Respiratorisk pleje:
    Hos patienter med neurologiske lidelser er det afgørende at holde luftvejene åbne og overvåge åndedrætsfunktionen, især hos dem, der er intuberede eller har synkeproblemer.

6. Håndtering af ernæring:
- **Vurdering af synkeevne:** Før der gives mad eller væske.
- **Brug af specialiserede ernæringsteknikker: f.eks.** sondeernæring eller parenteral ernæring til dem, der ikke kan synke.

7. Passende kommunikation:
Arbejdet med patienter med talevanskeligheder eller kognitive handicap kræver brug af nonverbale kommunikationsmetoder, kommunikationshjælpemidler eller valideringsteknikker.

8. Patient- og familieuddannelse:
Det er vigtigt at informere patienterne og deres familier om sygdommen, prognosen, behandlingerne og egenomsorgsteknikkerne. Dette kan omfatte demonstrationer, diskussioner og skriftligt materiale.

9. Håndtering af smerter og komfort:
- **Regelmæssig smertevurdering:** Brug passende smerteskalaer.
- **Administration af analgetika:** Efter behov, mens man overvåger for bivirkninger.
- **Ikke-farmakologiske teknikker: f.**eks. afslapning, distraktion eller fysioterapi.

10. Forebyggelse af sekundære komplikationer:
Proaktiv pleje for at forebygge infektioner, kardiovaskulære komplikationer, metaboliske forstyrrelser og andre komplikationer i forbindelse med hospitalsindlæggelse eller selve sygdommen.

Neurologi er et komplekst område, der kræver konstant opmærksomhed og specialuddannelse for at yde kvalitetspleje. Neurologiske sygeplejersker spiller en central rolle i patientbehandlingen og bruger en kombination af kliniske, observations- og kommunikationsevner til at optimere resultaterne for deres patienter.

Håndtering af smerte og komfort

Smertebehandling er kernen i neurologisk sygeplejepraksis. Neurologisk eller neuropatisk smerte er en kompleks smerte, der skyldes skade eller sygdom, som påvirker det somatosensoriske nervesystem. Den adskiller sig fra nociceptiv smerte, som er forårsaget af vævstraumer. Korrekt håndtering af denne smerte kan forbedre patientens livskvalitet betydeligt.

1. Forståelse af neurologiske smerter:
   - **Kendetegn:** Neuropatiske smerter beskrives ofte som brændende, stikkende eller elektriske stød. Den kan være kontinuerlig eller paroxysmal.
   - **Almindelige årsager:** Diabetiske neuropatier, postherpetisk neuralgi, smerter efter slagtilfælde, HIV-associerede neuropatier, multipel sklerose, rygmarvsskader.
2. Vurdering af smerte:
   - **Vurderingsværktøjer:** Brug standardiserede smerteskalaer, såsom den visuelle analoge skala (VAS) eller den numeriske intensitetsskala.
   - **Holistisk vurdering: Der tages hensyn til** de følelsesmæssige, sociale og psykologiske faktorer, der kan påvirke patientens opfattelse af smerte.
3. Farmakologiske tilgange:
   - **Tricykliske antidepressiva (TCA):** F.eks. amitriptylin, som har vist smertestillende effekt ved visse neuropatier.
   - **Antikonvulsive midler:** Såsom gabapentin og pregabalin, som er effektive mod flere former for neuropatiske smerter.
   - **Analgetika:** Opioider kan bruges, men med forsigtighed på grund af risikoen for bivirkninger og afhængighed.
   - **Lidokainplastre:** Kan bruges lokalt mod lokale smerter.
4. Ikke-farmakologiske teknikker:
   - **Transkutan elektrisk nervestimulation (TENS):** Et apparat, der afgiver små elektriske strømme til huden for at lindre smerter.
   - **Kognitive adfærdsterapier:** Til at hjælpe med at håndtere de psykologiske komponenter af smerte.

- **Afspænding og biofeedback:** Hjælper med at afspænde kroppen og reducere muskelspændinger, som kan forstærke smerter.
- **Akupunktur:** Nogle patienter finder lindring med denne ældgamle teknik.

5. Håndtering af komfort:
   - **Positionering:** Sørg for en behagelig kropsholdning for at reducere spændinger og tryk.
   - **Massage:** Kan hjælpe med at slappe af i musklerne og forbedre blodcirkulationen.
   - **Varme og kulde:** Afhængigt af smertetypen kan varme eller kolde omslag være gavnlige.
   - **Miljø:** Sørg for et roligt miljø med blød belysning og en omgivelsestemperatur, der hjælper med at slappe af.

6. Patientuddannelse:
   - **Forståelse af smerte:** Hjælp patienter med at forstå deres smerters natur.
   - **Selvhåndteringsstrategier:** Inkluderer afslapningsteknikker, livsstilsændringer og anbefalinger til fysisk aktivitet.
   - **Lægemiddelbivirkninger:** Undervisning af patienter om potentielle bivirkninger og vigtigheden af kommunikation for at tilpasse behandlingen.

Neurologiske smerter kan være svære at behandle og håndtere. En multimodal tilgang, der kombinerer farmakologiske og ikke-farmakologiske behandlinger, er ofte påkrævet. Sygeplejerskens rolle er afgørende for at vurdere, behandle og uddanne patienter for at sikre optimal lindring og forbedre deres livskvalitet.

Kommunikation
med en neurologisk patient

Kommunikation er et vigtigt element i plejen, og det kan være særligt komplekst, når man arbejder med patienter med neurologiske lidelser. Disse patienter kan have kognitive, tale- eller forståelsesmæssige mangler, som gør traditionel kommunikation vanskelig. Kunsten at kommunikere effektivt med dem kræver dyb forståelse, tålmodighed og passende strategier.

1. Forstå de specifikke udfordringer:
    - **Afasi:** En forstyrrelse i evnen til at tale eller forstå sprog.
    - **Dysartri:** Vanskeligheder med at artikulere ord på grund af muskelsygdomme.
    - **Kognitiv:** Forringet hukommelse, opmærksomhed eller beslutningstagning.
    - **Sensorisk:** Høre- eller synsproblemer, der forhindrer kommunikation.
2. Verbale metoder:
    - **Tal langsomt:** Giv patienten tid til at bearbejde informationen.
    - **Brug et enkelt sprog:** undgå medicinsk jargon, og hold sætningerne korte.
    - **Gentagelse:** Gentag vigtig information for at sikre forståelse.
    - **Lukkede spørgsmål: Det kan** være lettere for nogle patienter at bruge spørgsmål, der kræver et "ja" eller "nej" svar.
3. Ikke-verbale metoder:
    - **Bevægelser:** Brug enkle bevægelser til at supplere eller erstatte ord.
    - **Billedkommunikation:** Brug af billeder, piktogrammer eller tegninger til at lette forståelsen.

- **Mundaflæsning:** For patienter, der kan mundaflæse, skal du sørge for at vende dig mod patienten, når du taler.
- **Skrivning: Sørg for** en tavle eller tablet, som patienten kan skrive på.

4. Teknologiske værktøjer:
   - **Kommunikationsapplikationer:** Applikationer, der er specielt designet til at lette kommunikationen med patienter med talevanskeligheder.
   - **Tablets eller computere:** Med passende software til at hjælpe med kommunikationen.

5. At indtage en aktivt lyttende holdning:
   - **Tålmodighed:** At give patienten tid til at svare eller udtrykke sig.
   - **Ikke-verbal feedback:** Brug øjenkontakt, nik med hovedet og ansigtsudtryk til at vise, at du lytter og forstår.
   - **Forklaring:** Hvis du ikke forstår, så bed høfligt patienten om at gentage eller forklare på en anden måde.

6. Inddrag uformelle plejere:
   - **Fortolkning:** Familiemedlemmer eller plejere kan ofte hjælpe med at fortolke eller forklare patientens behov.
   - **Sygehistorie:** Den kan give vigtige oplysninger, som patienten ikke er i stand til at kommunikere.

7. Muliggørende miljø:
   - **Reducer støj:** Et roligt miljø gør det lettere at koncentrere sig og forstå.
   - **Tilstrækkelig belysning:** Sørg for, at der er godt lys til mundaflæsning eller brug af visuelle metoder.

8. Uddannelse og træning:
   - **Selvtræning: Når man** forstår de særlige forhold ved neurologiske lidelser, kan man tilpasse sin kommunikation.
   - **Efteruddannelse:** Deltagelse i specialiserede kurser eller workshops om kommunikation med neurologiske patienter.

Kommunikation med en neurologisk patient kan kræve en anden tilgang, men det er stadig et afgørende element i plejen. Ved at etablere en effektiv kommunikation kan sygeplejerskerne bedre forstå patientens behov, etablere et klima af tillid og tilbyde tilpasset, humaniseret pleje.

Kapitel 4

STØTTE
DE VIGTIGSTE
NEUROLOGISKE
SYGDOMME

Cerebrovaskulær ulykke (CVA)

• Typer og symptomer

En cerebrovaskulær ulykke (CVA), almindeligvis kendt som et "slagtilfælde", er en medicinsk nødsituation, der skyldes afbrydelse af blodgennemstrømningen til en del af hjernen. Denne afbrydelse kan skyldes blokering (iskæmi) eller blødning. Slagtilfælde er alvorlige hændelser, der kan resultere i varige skader eller endda død.

1. Iskæmisk slagtilfælde:
    - **Trombotisk:** På grund af dannelsen af en blodprop (trombe) i en af de arterier, der forsyner hjernen.
    - **Embolisk:** En blodprop eller andet affald, der cirkulerer i blodet (embolus), blokerer en cerebral arterie. Disse blodpropper kan dannes andre steder i kroppen, ofte i hjertet.

Symptomer:
    - Pludselig lammelse eller svaghed i ansigt, arme eller ben, som regel i den ene side af kroppen.
    - Tale- eller forståelsesproblemer.
    - Pludseligt tab af synet, især på det ene øje eller i den ene side af synsfeltet.
    - Gangbesvær, svimmelhed, tab af balance eller koordinationsevne.
    - Pludselig, voldsom hovedpine uden kendt årsag.

2. Hæmoragisk slagtilfælde:
    - **Intracerebralt:** Når blodkarrene i hjernen brister og forårsager en blødning i det omgivende hjernevæv.
    - **Subaraknoidalblødning:** Blødning i rummet mellem hjernen og de omgivende membraner.

Symptomer:
    - Pludselig, intens hovedpine, der ofte beskrives som den "værste hovedpine" i patientens liv.
    - Kvalme og opkastning.
    - Sløret eller dobbelt syn.
    - Lysfølsomhed.

- Tab af bevidsthed eller forvirring.
- <u>Stiv nakke.</u>

3. <u>Forbigående iskæmisk anfald (TIA):</u>
- Det kaldes ofte et "mini-slagtilfælde" og skyldes en midlertidig afbrydelse af blodgennemstrømningen til en del af hjernen. TIA'er kan vare fra et par minutter til flere timer, men efterlader som regel ingen varige skader.

Symptomer:
- De ligner dem ved et iskæmisk slagtilfælde, men er midlertidige.
- Pludselig svaghed eller følelsesløshed i ansigt, arme eller ben.
- Pludselig forvirring, problemer med at tale eller forstå.
- Pludselige problemer med syn eller gang.
- Pludselig svimmelhed eller tab af balance.

Når nogen viser symptomer på slagtilfælde, er det vigtigt at handle hurtigt. Hurtig handling kan gøre forskellen mellem fuld helbredelse og varige, endda fatale, eftervirkninger. Hukommelsesreglen "FAST" (Face, Arms, Speech, Time) kan hjælpe dig med at genkende og reagere på et slagtilfælde: **ansigtsasymmetri**, **armsvaghed**, taleforstyrrelser og **tid til at** ringe efter hjælp.

- ## Sygepleje

Pleje af slagtilfældepatienter er en kompleks proces, der kræver en tværfaglig tilgang. Sygeplejersker spiller en vigtig rolle i alle faser af denne proces, fra det øjeblik patienten bliver indlagt på hospitalet, til de bliver udskrevet til hjemmet eller overført til et rehabiliteringscenter. Her er en oversigt over de vigtigste sygeplejeopgaver og interventioner i plejen af apopleksipatienter:

1. Indledende vurdering:
   - Overvågning af vitale tegn og stabilisering.
   - Hurtig neurologisk vurdering: Glasgow-score, pupilreflekser, muskelstyrke osv.
   - Indsamling af sygehistorie og eventuel medicinering, især antikoagulantia.
2. Kontinuerlig overvågning:
   - Regelmæssig overvågning af neurologiske tegn for at opdage enhver forværring eller forbedring.
   - Overvågning af vitale parametre: blodtryk, hjertefrekvens, iltmætning.
   - Kontrol af testresultater (hjernescanning, blodprøver).
3. Håndtering af luftveje:
   - Sikrer, at luftvejene forbliver gennemtrængelige.
   - Administration af ilt, hvis det er nødvendigt.
   - Overvågning af iltmætning og eventuelle tegn på åndedrætsbesvær.
4. Ernæring og hydrering:
   - Vurdering af synkning før ethvert oralt indtag for at undgå falske ruter.
   - Anlæggelse af en nasogastrisk sonde, hvis det er nødvendigt.
   - Overvågning af væskeindtag og -udskillelse, opretholdelse af hydrering.
5. Mobilisering og forebyggelse af komplikationer:
   - Regelmæssige stillingsskift for at forebygge tryksår.
   - Tidlig mobilisering med hjælp fra fysioterapeuter for at reducere immobilitet.
   - Kontinensbehandling: Tilpasning af urinvejsbeskyttelse eller katetre.
6. Smertebehandling:
   - Regelmæssig smertevurdering ved hjælp af passende skalaer.
   - Administration af smertestillende medicin som foreskrevet.
7. Uddannelse og støtte:
   - Informer patienter og deres familier om slagtilfældets art, dets eftervirkninger og prognosen.

- Tilvejebringelse af ressourcer til rehabilitering og støtte i hjemmet.
- Tilskynd patienterne til at tage aktiv del i deres rehabilitering.

8. Forberedelse til udskrivning:
   - Planlægning af hjemrejse eller overflytning til et rehabiliteringscenter.
   - Koordinering med andre sundhedsprofessionelle: fysioterapeuter, talepædagoger, ergoterapeuter.
   - Sikre kontinuitet i plejen ved at give anbefalinger og planlægge opfølgende besøg.

Sygepleje til patienter med slagtilfælde kræver en holistisk, patientcentreret tilgang. Sygeplejeinterventioner sigter mod at reducere komplikationer, fremme bedring og støtte patienten og familien i denne svære periode. Sygeplejerskernes dygtighed, empati og engagement er afgørende for at sikre optimal pleje af disse patienter.

Epilepsi

• **Forståelse af epilepsi**
Epilepsi er en neurologisk tilstand, der er karakteriseret ved en tilbøjelighed til tilbagevendende epileptiske anfald. Disse anfald skyldes unormal og overdreven elektrisk aktivitet i hjernen. Selvom epilepsi er en af de ældste kendte medicinske tilstande, er der stadig mange myter og misforståelser omkring den. Lad os finde ud af mere.

1. Hvad er et epileptisk anfald?
Et epileptisk anfald opstår, når den normale elektriske aktivitet i hjernen pludselig forstyrres. Det kan medføre ændringer i adfærd, sansning, bevægelse og bevidsthed.
2. Klassificering af anfald:
   - **Fokale (eller partielle) anfald:** De begynder i et bestemt område af hjernen. De kan være simple

(uden tab af bevidsthed) eller komplekse (med ændret bevidsthed).
- **Generaliserede anfald:** Disse påvirker begge hjernehalvdele fra starten. De omfatter følgende typer: absence, myokloniske, toniske, atoniske, kloniske og tonisk-kloniske.

3. Årsager til epilepsi:
   - **Genetisk oprindelse:** Specifikke genetiske mutationer kan gøre en person mere modtagelig for anfald.
   - **Hjerneskade:** Traume, slagtilfælde eller infektion i hjernen (såsom meningitis).
   - **Medfødte cerebrale misdannelser:** Abnormiteter i hjernens udvikling før fødslen.
   - Metaboliske eller immunologiske lidelser, der kan påvirke hjernen.
   - **Ukendte faktorer:** I mange tilfælde er den præcise årsag stadig ukendt.

4. Diagnosticering af epilepsi:
Diagnosen er baseret på en kombination af tests, herunder klinisk historie, EEG (elektroencefalogram) og nogle gange billeddannelse af hjernen (MRI eller CT-scanning).

5. Behandling:
   - **Antiepileptika (AED):** Disse er hjørnestenen i behandlingen. Deres formål er at forebygge anfald.
   - **Kirurgi:** Indiceret til visse personer, hvis anfald ikke kontrolleres af medicin, og som har et lokaliseret område i hjernen, hvor anfaldene opstår.
   - **Diæter:** Den ketogene diæt, der er rig på fedt og lav på kulhydrater, har vist gavnlige effekter hos nogle patienter.
   - **Vagusnervestimulation:** En metode, hvor man bruger en implanteret enhed til at sende elektriske signaler til hjernen.

6. At leve med epilepsi:
   - Udfordringerne varierer fra person til person, men kan omfatte håndtering af medicinens bivirkninger,

begrænsninger i visse aktiviteter og bekymringer om social stigmatisering.
- Bevidsthed og uddannelse er afgørende for at hjælpe mennesker med epilepsi til at leve et fuldt og aktivt liv.

7. Afmystificere og øge bevidstheden:
   - Epilepsi er ikke smitsomt.
   - Et epileptisk anfald er ikke altid spektakulært med kramper; det kan manifestere sig ved et simpelt fravær.
   - Mennesker med epilepsi kan leve et normalt liv med den rette behandling og støtte.

At forstå epilepsi er afgørende, ikke kun for mennesker med sygdommen og deres familier, men også for samfundet som helhed. Bedre viden om sygdommen kan fremme empati, bevidsthed og bedre støtte til dem, der lever med epilepsi.

- **Krisestyring**

Anfaldshåndtering er afgørende for at sikre patientsikkerheden, minimere potentielle skader og yde passende støtte. Det kræver en klar forståelse af, hvad man kan forvente under et anfald, og hvad man skal gøre.

1. Anerkendelse af krisen:
   - Forstå de advarselstegn eller "auraer", som nogle mennesker kan opleve.
   - Identificer de forskellige typer af kriser, så du kan gribe ind på den rigtige måde.
2. Fokus på sikkerhed:
   - Flyt patienten væk fra alle potentielle farer (skarpe genstande, hårde hjørner, trapper).
   - Anbring patienten i den laterale sikkerhedsstilling for at undgå aspiration af sekret og for at lette vejrtrækningen.
   - Beskyt dit hoved med en pude eller jakke for at undgå traumer.

- Forsøg ikke at fastholde patienten eller begrænse hans/hendes bevægelser.
- Indsæt ikke noget i patientens mund.

3. Overvågning:
    - Noter varigheden af anfaldet. Hvis et anfald varer længere end 5 minutter, eller hvis der kommer et nyt anfald umiddelbart efter det første, er det nødvendigt med akut lægehjælp.
    - Observer anfaldets karakteristika for at informere sundhedspersonalet: bevægelsestype, varighed, bevidsthedstab, bid i tungen osv.

4. Efter krisen:
    - Hold patienten i den laterale sikkerhedsstilling, indtil han/hun kommer sig.
    - Vær beroligende og rolig, når personen kommer til sig selv; de kan være desorienterede eller forvirrede.
    - Undgå at give mad eller drikke, før personen er kommet sig helt.
    - Informer patienten om, hvad der er sket, på en klar og enkel måde.

5. Forberedelse:
    - Hvis du er i regelmæssig kontakt med en person med epilepsi, skal du altid have en anfaldsplan ved hånden.
    - Vær opmærksom på eventuel nødmedicin, som personen kan have brug for.

6. Uddannelse:
    - Sørg for, at familiemedlemmer, lærere, kolleger og venner til personen med epilepsi kender til førstehjælp i tilfælde af et anfald.
    - Spørg personen med epilepsi eller dennes familie, om der er nogle særlige forholdsregler, de bør tage.

7. Hvornår man skal søge øjeblikkelig lægehjælp:
    - Hvis anfaldet varer længere end 5 minutter.
    - Hvis en ny krise starter kort tid efter den første.
    - Hvis personen ikke kommer til bevidsthed igen efter anfaldet.
    - Hvis personen kommer til skade under anfaldet.

- Hvis personen har vedvarende vejrtrækningsbesvær efter anfaldet.

Håndtering af epileptiske anfald kræver ro, hurtig beslutningstagning og omsorgsfuld opmærksomhed. Med den rette viden og forberedelse kan de risici, der er forbundet med et epileptisk anfald, reduceres betydeligt, hvilket sikrer patientens sikkerhed og velbefindende.

Degenerative sygdomme
(f.eks. Parkinsons, Alzheimers)

• Funktioner og udfordringer
Degenerative sygdomme er kendetegnet ved en progressiv forringelse af cellernes, vævenes eller organernes struktur eller funktion. Disse sygdomme, som hovedsageligt påvirker nervesystemet, udgør en stor udfordring for patienter, deres familier og sundhedspersonale.

1. Karakteristik af degenerative sygdomme:
   - **Langsom, men stabil progression:** Selvom hastigheden af udviklingen varierer fra sygdom til sygdom, er forværringen generelt ubønhørlig.
   - **Neurologiske skader:** Disse sygdomme påvirker ofte nervesystemet, hvilket kan føre til motoriske, kognitive, sensoriske eller adfærdsmæssige symptomer.
   - **Multifaktoriel oprindelse:** De kan skyldes en kombination af genetiske, miljømæssige og metaboliske faktorer.
2. Eksempler på degenerative sygdomme:
   - **Alzheimers sygdom:** Kendetegnet ved et gradvist tab af hukommelse og andre kognitive funktioner.
   - **Parkinsons sygdom:** Manifesterer sig primært ved rysten, muskelstivhed og bradykinesi.

- **Amyotrofisk lateral sklerose (ALS):** En sygdom, der påvirker motoriske neuroner og fører til progressiv lammelse.
3. Udfordringer som følge af degenerative sygdomme:
    - **Tidlig diagnose:** Mange af disse sygdomme har ingen specifikke tegn ved udbruddet, hvilket gør det svært at stille en tidlig diagnose.
    - **Behandling:** Indtil videre findes der ofte ingen kur mod disse sygdomme, kun symptomatisk behandling.
    - **Følelsesmæssig byrde:** Sygdommens uundgåelige progression kan være ødelæggende for patienterne og deres familier.
    - **Plejebehov:** Efterhånden som sygdommen skrider frem, kan patienten få brug for mere hjælp, lige fra hjemmehjælp til indlæggelse på specialiserede institutioner.
    - **Økonomiske omkostninger:** Omkostningerne til pleje og behandling kan være høje, hvilket lægger pres på sundhedssystemer og familier.
    - **Forskning: Selvom der er sket** fremskridt, er forskning i disse sygdomme kompleks og kræver tværfaglige ressourcer og samarbejde.
    - **Øge bevidstheden: Der er** et konstant behov for at uddanne offentligheden og sundhedspersonalet om disse sygdomme, deres symptomer og bedste håndteringspraksis.
4. Omfattende pleje:
    - **Tværfaglig tilgang:** Optimal patientpleje kræver ofte inddragelse af bl.a. neurologer, fysioterapeuter, talepædagoger og socialrådgivere.
    - **Psykologisk støtte:** Psykologisk støtte er afgørende for patienter og deres familier på grund af de følelsesmæssige udfordringer, som disse sygdomme medfører.
    - **Rehabilitering:** Rehabiliteringsprogrammer kan hjælpe med at bevare en patients uafhængighed så længe som muligt.

Degenerative sygdomme, med deres ubønhørlige progression og dybe indvirkning på dagligdagen, repræsenterer en kolossal udfordring. Men takket være medicinsk innovation, forskning og tværfaglig behandling er det muligt at opnå betydelige forbedringer i patienternes livskvalitet.

• Specifik støtte og pleje
Patienter, der lider af degenerative sygdomme, kræver særlig opmærksomhed og pleje, der er skræddersyet til deres tilstand. Den progressive karakter af disse sygdomme kræver en proaktiv tilgang, der kombinerer medicinsk behandling, rehabilitering og psykosocial støtte.

1. Fuld vurdering:
   - **Medicinsk vurdering:** For at bestemme sygdomsstadiet, identificere eventuelle komplikationer og tilpasse behandlingen.
   - **Funktionsvurdering: For** at vurdere patientens evner og begrænsninger i dagligdags aktiviteter.
   - **Psykologisk vurdering:** For at identificere symptomer som depression, angst eller andre stemningsforstyrrelser.
2. Terapeutiske interventioner:
   - **Medicinering:** Medicin kan hjælpe med at håndtere nogle symptomer, selvom effektiviteten varierer fra person til person.
   - **Fysioterapi:** For at bevare mobiliteten, styrke musklerne og forebygge kontrakturer.
   - **Ergoterapi:** At hjælpe patienter med at tilpasse deres daglige aktiviteter og bevare deres uafhængighed så længe som muligt.
   - **Logopædi: Særligt** til patienter med tale- eller synkebesvær.

3. Psykosocial støtte:
- **Individuel terapi:** For at hjælpe patienten med at håndtere stress, angst og følelser i forbindelse med sygdommen.
- **Støttegrupper:** Her kan patienter og deres familier dele deres erfaringer og få gensidig støtte.
- **Familierådgivning:** For at hjælpe familiemedlemmer med at forstå sygdommen, håndtere den tilknyttede stress og yde den bedst mulige pleje.

4. Tilpasning af hjemmet:
- **Tekniske hjælpemidler: f**.eks. kørestole, medicinske senge, støtteben og andre hjælpemidler, der letter mobiliteten.
- **Boligændringer:** Gør huset tilgængeligt, f.eks. ved at installere ramper, udvide døråbninger eller ændre badeværelser.

5. Støtte til kommunikation:
- **Hjælpemidler:** Til patienter med talevanskeligheder, f.eks. talesynteser.
- **Kommunikationsterapi:** At udvikle strategier og færdigheder til at kompensere for tabet af verbale funktioner.

6. Langsigtet planlægning:
- **Palliativ pleje: For** at håndtere smerter og andre ubehagelige symptomer og for at give følelsesmæssig og åndelig støtte.
- **Forhåndstilkendegivelser:** Opmuntring af patienter til at udtrykke deres ønsker om fremtidig pleje, genoplivning eller andre medicinske indgreb.

7. Uddannelse og træning:
- **For patienter:** hjælpe dem med at forstå deres sygdom, de tilgængelige behandlinger, og hvordan de håndterer deres symptomer.
- **For familier og plejepersonale:** At give værktøjer og strategier til effektiv pleje af patienten, samtidig med at de bevarer deres eget velbefindende.

Omsorg for patienter med degenerative sygdomme kræver en holistisk tilgang, der rækker ud over simpel medicinsk behandling. Det kræver et tæt samarbejde mellem patienter, deres familier, sundhedspersonale og andre interessenter for at sikre optimal livskvalitet på trods af sygdommens progression.

Kapitel 5

NØDSITUATIONER I NEUROLOGI

Genkendelse af en neurologisk nødsituation

Et af de grundlæggende aspekter af neurologisygeplejerskens rolle er evnen til hurtigt at identificere en neurologisk nødsituation. Disse nødsituationer kan, hvis de ikke behandles med det samme, resultere i permanent skade på hjernen eller andre dele af nervesystemet. Her er de tegn, symptomer og tilstande, der kræver øjeblikkelig indgriben:

1. Tegn på et slagtilfælde:
Kendt under forkortelsen "FAST":
- **F (ansigt)** : Asymmetri i ansigtet, f.eks. hvis den ene side af ansigtet hænger, når personen bliver bedt om at smile.
- **A (Arme)**: Svaghed eller følelsesløshed i den ene arm. Hvis den ene arm falder ned, når personen bliver bedt om at løfte begge arme, er det et advarselstegn.
- **S (Tale)**: Vanskeligheder med at tale eller uforståelig tale.
- **T (Tid)**: Det er afgørende at handle hurtigt i tilfælde af mistanke om et slagtilfælde.

2. Længerevarende epileptisk anfald:
Ethvert anfald, der varer mere end 5 minutter, eller på hinanden følgende anfald uden genvindelse af bevidstheden imellem dem.

3. Hovedtraume:
Især hvis det er forbundet med tab af bevidsthed, opkastning, intens hovedpine eller en ændring i adfærd.

4. Pludselig eller alvorlig stigning i det intrakranielle tryk:
Symptomer som intens hovedpine, kvalme, opkastning, nedsat bevidsthed eller en ændring i pupillernes størrelse eller reaktivitet.

5. Meningitis:
Symptomerne omfatter feber, nakkestivhed, fotofobi (lysfølsomhed), **intens** hovedpine **og nogle gange hududslæt.**

6. Guillain-Barré syndrom:
Stigende lammelse, der normalt begynder i fødder og ben og bevæger sig opad, forbundet med følelsesløshed eller svaghed.

7. Kompression af rygmarven:
Kan vise sig som pludselig svaghed, lammelse, tab af følelse eller blære- eller tarmproblemer.

8. Nedsat syn:
Pludseligt synstab, dobbeltsyn eller stærke øjensmerter kan indikere tilstande som optisk neuritis eller akut glaukom.

9. Alvorlig migræne:
Især hvis det adskiller sig fra tidligere episoder eller er ledsaget af fokale neurologiske symptomer.

10. Pludselig ændring i bevidsthed:
Det kan skyldes mange forskellige ting, lige fra hypoglykæmi (lavt blodsukker) til en hjernetumor.

Hvert sekund tæller i neurologi. Hvis en patient har et af ovenstående symptomer eller tegn, er det vigtigt at søge lægehjælp med det samme. Neurologiske sygeplejersker er ofte de første til at genkende disse tegn og iværksætte en hurtig indgriben, hvilket spiller en afgørende rolle for at begrænse potentiel skade og maksimere patientens udfald.

Sygeplejeintervention i en nødsituation

Neurologiske nødsituationer kan opstå når som helst og kræver en hurtig, struktureret og koordineret reaktion fra sundhedspersonale, herunder sygeplejersker. Disse vanskelige situationer kræver ikke kun kliniske færdigheder, men også evnen til at håndtere stress og kommunikere effektivt med det medicinske team og patientens familie. Her er en oversigt over sygeplejeintervention i neurologiske nødsituationer:

1. Indledende vurdering:
    - **ABC (luftveje, vejrtrækning, cirkulation)**: Sørg for, at luftvejene er frie, tjek vejrtrækning og kredsløb.
    - **Måling af vitale tegn:** hjertefrekvens, blodtryk, åndedrætsfrekvens, iltmætning.
    - **Bevidsthedsniveau:** Brug af Glasgow-skalaen til at vurdere bevidsthedsniveauet.
    - **Hurtig neurologisk undersøgelse:** pupilreaktivitet, bevægelser i lemmerne, reaktion på stimuli.
2. Varsling og kommunikation:
    - Informer straks lægen eller beredskabsteamet om patientens tilstand.
    - Brug effektive kommunikationsmetoder som SBAR (Situation, Baggrund, Vurdering, Anbefaling) til at formidle klar og præcis information.
3. Stabilisering af patienten:
    - Placer patienten sikkert, f.eks. i lateral decubitus-stilling i tilfælde af et epileptisk anfald.
    - Sørg for tilstrækkelig iltning, især ved at give ilt, hvis det er nødvendigt.
    - Klargør det nødvendige udstyr til intubation eller andre akutte indgreb.
4. Kontinuerlig overvågning:
    - Regelmæssig overvågning af vitale tegn og neurologisk status.
    - Overvåg for komplikationer som cerebralt ødem, brok, hypoxi osv.
    - Dokumenter alle ændringer og indgreb.
5. Medicinering:
    - Giv hurtigt medicin, der er ordineret i nødsituationer, såsom antikonvulsiva i tilfælde af et epileptisk anfald.

- Forbered indgivelsesveje, f.eks. en perifer venøs slange.

6. Følelsesmæssig støtte:
   - Berolig patienten, også selv om han eller hun er bevidstløs. Berøring, ord og nærvær kan virke beroligende.
   - Informer og støt familien ved at forklare situationen og de foranstaltninger, der er truffet.

7. Forberedelse til undersøgelser eller interventioner:
   - Forberedelse af patienter til diagnostiske tests som MR, CT-scanning, lumbalpunktur osv.
   - Assistere det medicinske team under procedurer som f.eks. indføring af et ventrikulært drænagekateter.

8. Uddannelse:
   - Når situationen er stabiliseret, skal du informere patienten og familien om, hvad der er sket, de mulige årsager og de skridt, der skal tages.

9. Debriefing efter nødsituationen:
   - Drøftelse af hændelser med teamet, analyse af beredskabet og identificering af områder, der kan forbedres.

At gribe ind i neurologiske nødsituationer kræver skarpe færdigheder, hurtig dømmekraft og evnen til at arbejde som en del af et team. Sygeplejersker spiller en afgørende rolle i den tidlige genkendelse af akutte tegn, iværksættelse af intervention, stabilisering af patienten og følelsesmæssig støtte til patienter og deres familier.

Samarbejde med det medicinske team

I neurologi er en multidisciplinær tilgang afgørende. Neurologiske patienter kan have en række komplekse symptomer, der kræver ekspertise fra en række forskellige sundhedsprofessionelle. Den neurologiske sygeplejerske er et vigtigt led i dette team. Her er et kig på, hvordan sygeplejersker arbejder sammen med det neurologiske lægehold:

1. Sygeplejersken og neurologen:
   - **Løbende kommunikation**: Sygeplejersken kommunikerer daglige observationer, ændringer i patientens tilstand og reaktioner på behandlingen til neurologen.
   - **Plejeplanlægning**: Sygeplejerskerne spiller en aktiv rolle i udarbejdelsen og implementeringen af plejeplanen under hensyntagen til neurologens anbefalinger.
2. Samarbejde med neurokirurgen:
   - **Præoperativ forberedelse**: Sygeplejersken forbereder patienten på operationen, sørger for, at alle de nødvendige tests bliver udført, og informerer patienten om, hvad han eller hun kan forvente.
   - **Postoperativ pleje**: Efter operationen overvåger sygeplejersken patienten nøje for mulige komplikationer og sikrer, at smerterne er velbehandlede.
3. Samarbejd med neuropsykologen:
   - Neuropsykologer vurderer og behandler kognitive mangler. Sygeplejersken kan give værdifuld information om patientens daglige adfærd, udfordringer og fremskridt.
4. Interaktion med fysioterapeuter og ergoterapeuter:
   - Disse terapeuter arbejder med mobilitet, styrke og daglige aktiviteter. Sygeplejersken koordinerer med dem for at sikre, at patienten er klar til terapien, og for at diskutere eventuelle fremskridt eller problemer.
5. Samarbejde med talepædagoger:
   - For patienter med tale- eller synkeproblemer samarbejder sygeplejersken med talepædagogen, deler observationer og implementerer anbefalinger om fødevaresikkerhed.

6. Koordinering med socialrådgivere og psykologer:
   - Disse fagfolk hjælper patienterne og deres familier med at håndtere følelsesmæssig stress, planlægge udskrivelsen og få adgang til ressourcer. Sygeplejersken informerer dem om patientens og familiens psykosociale behov.
7. Kommunikation med radiologi- og laboratorieteknikere:
   - Sygeplejersken sikrer, at patienterne er forberedt til undersøgelserne, at prøverne bliver taget og sendt korrekt, og at resultaterne bliver kommunikeret til det relevante team.
8. Diskussioner med farmaceuter:
   - Sygeplejersken diskuterer patienternes medicinregimer, potentielle interaktioner og bivirkninger med farmaceuterne for at sikre en sikker og effektiv brug af medicinen.

Neurologi er et område, hvor kompleksiteten af sager kræver tæt samarbejde mellem forskellige fagfolk. Sygeplejersken, som er omdrejningspunktet for plejen, spiller en central rolle i at koordinere og kommunikere inden for dette team. Dette samarbejde garanterer en omfattende, individualiseret patientpleje, optimerer resultaterne og forbedrer kvaliteten af plejen.

Kapitel 6

FØLELSESMÆSSIGE UDFORDRINGER OG PSYKOLOGISK

Forståelse af de psykologiske konsekvenser af neurologiske lidelser

Neurologiske tilstande er ikke begrænset til fysiske og kognitive symptomer. De har ofte en dybtgående indvirkning på patienternes mentale og følelsesmæssige helbred. Forståelse og håndtering af disse psykologiske konsekvenser er afgørende for at kunne yde holistisk pleje. Her er en detaljeret oversigt over disse konsekvenser, og hvordan man håndterer dem.

1. Accept af diagnosen:
    - **Chok og fornægtelse**: Den første diagnose af en neurologisk tilstand kan være overvældende og føre til fornægtelse.
    - **Vrede og frustration**: Med erkendelsen opstår der ofte vrede og frustration knyttet til spørgsmålet "Hvorfor mig?"
    - **Forhandling**: Nogle mennesker kan forsøge at "forhandle" om deres helbred i håb om pusterum eller en kur.
    - **Depression**: Tristhed, fortvivlelse og en følelse af isolation kan opstå, når man forstår sygdommens omfang og kronicitet.
    - **Accept**: Med tid og støtte kommer mange patienter overens med deres tilstand, selvom det ikke er en lineær proces.
2. Ændret identitetsstyring:
    - **Tab af uafhængighed**: Fysiske eller kognitive begrænsninger kan gøre det vanskeligt at udføre daglige opgaver, hvilket påvirker patientens autonomi.
    - **Rolleændring**: Patienter kan føle, at de ikke længere kan udfylde deres tidligere rolle som forælder, partner eller professionel.
    - **Selvværd**: Øget afhængighed kan føre til lavt selvværd og en følelse af værdiløshed.

3. Indvirkning på relationer:
- **Social isolation:** Kommunikationsudfordringer, nedsat mobilitet eller frygt for forlegenhed kan føre til social tilbagetrækning.
- **Belastning af parforholdet**: Plejere og familiemedlemmer kan også være stressede, hvilket kan føre til belastning af parforholdet.

4. Angst og depression:
- **Frygt for progression**: Usikkerhed om sygdomsforløbet kan være en konstant kilde til angst.
- **Somatiske symptomer**: Depression kan også vise sig ved fysiske symptomer som hovedpine eller smerter, hvilket komplicerer det kliniske billede yderligere.

5. Kognitive og følelsesmæssige problemer:
- **Kognitiv frustration**: Vanskeligheder med at koncentrere sig, huske eller bearbejde information kan være en kilde til frustration.
- **Følelsesmæssig labilitet**: Visse neurologiske tilstande kan forårsage hurtige udsving i humøret eller uhensigtsmæssige følelsesmæssige reaktioner.

Ledelse og support:
- **Terapi**: Psykoterapi kan hjælpe patienter med at håndtere deres følelser, udvikle mestringsstrategier og forbedre deres livskvalitet.
- **Støttegrupper**: Støttegrupper er en platform, hvor man kan dele erfaringer og få råd.
- **Medicin**: I nogle tilfælde kan medicin til behandling af angst eller depression være gavnlig.
- **Uddannelse**: Forståelse af sygdommen kan hjælpe med at reducere angst og få dig til at føle dig mere i kontrol.

Neurologiske tilstande har en dybtgående indvirkning ikke kun på kroppen, men også på sindet. Som plejepersonale er det afgørende at anerkende disse psykologiske konsekvenser og tilbyde passende støtte og dermed sikre, at patienterne får omfattende pleje.

Vigtigheden af aktiv lytning

Aktiv lytning er en vigtig færdighed for enhver sundhedsprofessionel. Inden for neurologi, hvor patienter kan have kommunikationsudfordringer eller store omvæltninger i deres liv, bliver denne evne endnu mere afgørende. Lad os dykke ned i vigtigheden af aktiv lytning inden for dette særlige felt.

1. Humanisering af pleje:
    - **Anerkendelse af individet**: Ud over deres diagnose er hver patient en person med en historie, følelser og bekymringer. Aktiv lytning hjælper med at anerkende og validere denne individualitet.
    - **Værdighed og respekt**: Ved at tage sig tid til at lytte opmærksomt giver sygeplejersken patienten den værdighed og respekt, der er afgørende for et terapeutisk forhold af høj kvalitet.
2. Forbedret klinisk forståelse:
    - **Nuancerede detaljer**: Ved at lytte aktivt kan sygeplejersken opfange nuancer eller detaljer, som man måske går glip af i envejskommunikation.
    - **Omfattende vurdering**: Neurologiske symptomer kan være subtile eller komplekse. Aktiv lytning giver et komplet billede af patientens udfordringer.
3. Fremme af kommunikation:
    - **Opmuntring til at udtrykke sig**: Patienter med neurologiske lidelser kan have svært ved at kommunikere. Aktiv lytning opmuntrer patienterne til at udtrykke sig i bevidstheden om, at de bliver hørt.
    - **Afklaring**: Ved at reflektere og stille spørgsmål kan sygeplejersken afklare og bekræfte forståelsen af den information, der deles.

4. Etablering af tillid:
- **Følelsesmæssig sikkerhed**: Patienter er mere tilbøjelige til at dele dybe bekymringer eller frygt, hvis de føler sig lyttet til og valideret.
- **Terapeutisk forhold**: Gensidig tillid er afgørende for et effektivt læge-patient-forhold. Aktiv lytning lægger fundamentet for denne tillid.

5. Håndtering af følelser:
- **Trøst**: For mange patienter kan det at blive lyttet til være en stor trøst, når de er angste eller kede af det.
- **Patientfortalervirksomhed**: Ved at forstå patientens bekymringer og behov i dybden er sygeplejersken bedre rustet til at advokere for passende indgreb eller pleje.

6. Uddannelse og rådgivning:
- **Identificering af informationsbehov**: Ved at lytte aktivt kan sygeplejersken identificere områder, hvor patienten har brug for yderligere information eller afklaring.
- **Målrettet vejledning**: Rådgivning eller uddannelse kan skræddersys til patientens specifikke bekymringer, hvilket gør vejledningen mere relevant og effektiv.

Aktiv lytning er ikke bare en kommunikationsfærdighed; det er grundlæggende for levering af kvalitetspleje. I neurologi, hvor udfordringerne er mange og komplekse, kan det at tage sig tid til virkelig at lytte gøre hele forskellen i en patients liv.

Håndtering af stress og udbrændthed

Inden for neurologi, som på mange andre medicinske områder, står sundhedspersonalet over for særligt krævende og intense situationer. Kompleksiteten i sagerne, de følelsesmæssige problemer hos patienterne og deres familier og arbejdsbyrden kan hurtigt blive kilder til akkumuleret stress. Hvis denne stress ikke håndteres ordentligt, kan det føre til udbrændthed, en tilstand af følelsesmæssig, fysisk og mental udmattelse.

At arbejde inden for neurologi kræver en dyb viden, teknisk snilde og en evne til at navigere i de menneskelige følelsers tumultariske farvande. Hver dag er sygeplejersker og læger vidner til triumfer og tragedier, bemærkelsesværdige helbredelser og uundgåelige tilbageslag. Selvom disse oplevelser er dybt tilfredsstillende, er de også en kilde til følelsesmæssig belastning.

Nøglen er tidlig anerkendelse af tegn på stress og udbrændthed. Vedvarende følelse af træthed, kynisme, afstandtagen fra patienter, reduceret evne til empati eller følelse af ineffektivitet på arbejdet er alle advarselstegn. Hvis man ignorerer disse tegn, kan det ikke kun føre til en forringelse af plejekvaliteten, men også til helbredsproblemer for plejepersonalet selv.

Håndtering af stress involverer både personlige og professionelle strategier. På det personlige plan er det afgørende at opretholde en balance mellem arbejde og privatliv. Det kan betyde, at man skal tage sig tid til hobbyer, familie eller afslappende aktiviteter som meditation eller sport. Det er også vigtigt at spise en afbalanceret kost, få nok søvn og søge støtte, når der er behov for det, hvad enten det er fra familie, kolleger eller fagfolk inden for mental sundhed.

På arbejdspladsen kan det være en fordel at sætte klare grænser, tage regelmæssige pauser og deltage i kurser eller workshops om stresshåndtering. At tale med kolleger, deltage i støttegrupper eller bare dele erfaringer kan også hjælpe med at sætte tingene i perspektiv og give strategier til at håndtere hverdagens udfordringer.

Frem for alt skal vi huske, at det ikke er et tegn på svaghed at bede om hjælp. I en verden, hvor selvopofrelse ofte ses som en dyd, er det faktisk en styrke at anerkende sine egne behov og begrænsninger. Når alt kommer til alt, er det at tage vare på os selv et vigtigt første skridt til at kunne tage vare på andre.

Neurologi, med alle dens udfordringer, er også et område med dyb menneskelighed og tilfredsstillelse. Ved at beskytte sig mod udbrændthed kan sundhedspersonalet fortsætte med at tilbyde kvalitetspleje til dem, der har mest brug for det.

Kapitel 7

FARMAKOLOGI SPECIFIKT FOR NEUROLOGI

Oversigt over lægemidler almindeligt anvendt

Inden for neurologi anvendes en række forskellige lægemidler til at behandle, håndtere og lindre symptomerne på neurologiske lidelser. Disse lægemidler, som er specielt designet til at ramme og virke på nervesystemet, er afgørende for at sikre patienternes livskvalitet.
Sygdomme i hjernen og nervesystemet er komplekse, og den medicin, der bruges, afspejler denne kompleksitet. Ofte kan en patient have brug for en kombination af lægemidler, justeret efter individuelle behov.

1. Antiepileptika: Disse lægemidler bruges primært til behandling af epilepsi og hjælper med at kontrollere og forebygge anfald. Almindelige eksempler er carbamazepin, valproat, lamotrigin og levetiracetam.
2. Dopaminmodulatorer: Disse lægemidler ordineres hovedsageligt til Parkinsons sygdom og virker ved at ændre niveauerne af dopamin i hjernen. Levodopa er et klassisk eksempel, som ofte kombineres med carbidopa for at øge dets effektivitet.
3. Anti-Alzheimer-medicin: Disse virker ved at bremse udviklingen af Alzheimers symptomer. Donepezil, rivastigmin og memantin er blandt de mest almindeligt ordinerede.
4. Antispastiske lægemidler: Til patienter med multipel sklerose eller andre tilstande, der forårsager muskelspasmer, bruges ofte lægemidler som baclofen og tizanidin.
5. Medicin mod migræne: Til migrænepatienter findes der en række lægemidler, herunder triptaner som sumatriptan, der hjælper med at reducere anfaldenes hyppighed og sværhedsgrad.

6. **Immunsuppressiva:** Disse lægemidler, såsom natalizumab og fingolimod, bruges i behandlingen af multipel sklerose til at modulere immunsystemets aktivitet.

7. **Antikoagulantia og trombocythæmmende midler:** For patienter, der har haft et slagtilfælde eller er i risikogruppen, hjælper disse lægemidler med at forhindre dannelsen af blodpropper. Aspirin, clopidogrel og warfarin er almindelige eksempler.

8. **Neuromodulatorer:** Til behandling af tilstande som neuropati eller fibromyalgi ordineres ofte neuromodulatorer som gabapentin og pregabalin.

9. **Kolinerge midler:** Disse bruges til at behandle bevægelsesforstyrrelser, såsom myasthenia gravis, ved at øge aktiviteten af neurotransmitteren acetylkolin.

10. Svimmelhedsdæmpende **medicin:** Til patienter, der lider af svimmelhed eller sygdomme som Menières sygdom, kan der ordineres medicin som betahistin.

Viden om disse lægemidler, deres bivirkninger og interaktioner er afgørende for enhver, der arbejder med neurologi. Hvert lægemiddel har sine egne særlige egenskaber, og en individualiseret tilgang er ofte nødvendig for at sikre det bedste terapeutiske resultat for patienten. Denne liste er kun en oversigt over almindeligt anvendte lægemidler, der fremhæver den dybde og mangfoldighed af behandlinger, der findes inden for det store neurologiske område.

Administration, bivirkninger og interaktioner

Inden for det komplekse neurologiske område er det vigtigt at kunne administrere lægemidler og kende til mulige bivirkninger og interaktioner for at sikre en sikker og effektiv behandling.

1. Administration :

Den måde, hvorpå et lægemiddel administreres, kan påvirke dets effektivitet. For eksempel kan nogle lægemidler tages på tom mave, mens andre skal tages sammen med mad. Derudover gives nogle neurologiske lægemidler oralt, andre ved injektion, og atter andre skal måske gives intratekalt (i cerebrospinalvæsken).

- **Oral vej:** Tabletter, kapsler og sirup er de mest almindelige former. Det er vigtigt at følge de foreskrevne doser og administrationstidspunkter for at sikre behandlingens effektivitet og sikkerhed.
- **Injektion:** Nogle lægemidler, som f.eks. immunmodulerende midler, skal måske gives som injektion, enten subkutant, intramuskulært eller intravenøst.
- **Andre veje:** Apparater som baclofenpumper administrerer lægemidlet direkte i cerebrospinalvæsken.

2. Bivirkninger :

Næsten al medicin kan give bivirkninger. Inden for neurologi kan disse virkninger variere fra milde til alvorlige.

- **Mild:** Træthed, svimmelhed, gastrointestinale problemer, hovedpine, mundtørhed.
- **Moderat: Rysten**, vægtøgning, kognitiv svækkelse, synsproblemer.
- **Alvorlige:** Allergiske reaktioner, respirationsdepression, hjerteproblemer, hepatotoksicitet.

Det er afgørende, at sygeplejersker og læger holder øje med disse bivirkninger og informerer patienterne om, hvad de skal være opmærksomme på.

3. Interaktioner :

Mange neurologiske patienter kan tage flere lægemidler, hvilket øger risikoen for lægemiddelinteraktioner.

- **Lægemiddel-lægemiddel: For eksempel** kan kombinationen af antiepileptika og visse antibiotika reducere virkningen af antiepileptika.
- **Mad og medicin:** At spise grapefrugt kan for eksempel interagere med visse neurologiske lægemidler og påvirke deres metabolisme.
- **Påvirket af lægemidler:** Patienter med visse medicinske tilstande, såsom nedsat nyre- eller leverfunktion, kan have en anderledes eller forværret reaktion på visse lægemidler.

Medicinhåndtering inden for neurologi er en delikat opgave, der kræver konstant opmærksomhed og indgående viden. Sygeplejersker spiller en afgørende rolle i at uddanne patienter, overvåge bivirkninger og sikre, at medicinen administreres korrekt. Et tæt samarbejde mellem medlemmerne af plejeteamet er også afgørende for at sikre patientens sikkerhed og velbefindende.

Betydningen af lægemiddeladhærens i neurologi

I det dynamiske og komplekse felt, som neurologi er, er medicinadherence af afgørende betydning. Dette kapitel belyser, hvorfor det er så vigtigt, at patienter overholder deres medicinering nøje, og hvordan sygeplejersker kan spille en afgørende rolle i at fremme denne overholdelse.

Neurologi er en gren af medicinen, der beskæftiger sig med diagnosticering og behandling af lidelser i nervesystemet, som ofte er kroniske og kræver langvarig medicinsk behandling. I denne sammenhæng er overholdelse af medicinering mere afgørende end nogensinde. Ikke alene forbedrer det symptomkontrollen, det kan også forhindre sygdommens udvikling og reducere risikoen for komplikationer.

Komponenterne i lægemiddeladhæsion
1. Forståelse af sygdommen :
Frem for alt skal patienterne forstå, hvad deres sygdom går ud på, og hvorfor de får ordineret medicin. En grundig forståelse hjælper med at skabe en følelse af ansvar og af at tage aktivt ansvar for deres helbred.
2. Rutine for medicinering :
Det er vigtigt at etablere en stabil medicineringsrutine. Det kan indebære brug af pilleæsker, alarmer eller smartphone-apps, der minder patienterne om at tage deres medicin på bestemte tidspunkter.
3. Håndtering af bivirkninger :
Bivirkninger er en af hovedårsagerne til manglende adhærens. Ved at arbejde tæt sammen med lægerne kan sygeplejerskerne hjælpe med at justere doser eller typer af medicin for at minimere disse uønskede virkninger.

Sygeplejerskens rolle
1. Uddannelse og information :
Sygeplejerskerne er ansvarlige for at informere patienterne om, hvor vigtigt det er at overholde reglerne, og give dem detaljerede oplysninger om medicin, herunder den korrekte måde at tage den på og potentielle bivirkninger.
2. Følelsesmæssig støtte :
Sygeplejersker skal også tilbyde følelsesmæssig støtte, opmuntre patienterne til at udtrykke deres bekymringer og hjælpe dem med at håndtere den angst eller depression, der kan følge med neurologiske tilstande.
3. Tværfagligt samarbejde:
Sygeplejersker er nødt til at arbejde tæt sammen med hele det medicinske team, herunder læger, farmaceuter og socialarbejdere, for at udvikle og implementere effektive strategier for overholdelse af medicinering.
4. Regelmæssig overvågning:
Sygeplejersker spiller en afgørende rolle i den regelmæssige overvågning af medicinadhærens, idet de løbende vurderer effektiviteten af medicineringen og justerer plejeplanerne i overensstemmelse hermed.

På den igangværende rejse med håndtering af neurologiske lidelser er overholdelse af medicinering en ledestjerne, der guider patienterne mod en bedre livskvalitet. Sygeplejersker er med deres dygtighed og medfølelse grundpiller i at nå dette mål og lette vejen til et bedre helbred og varig velvære for deres patienter.

Kapitel 8

FORHOLDET TIL FAMILIEN OG PLEJERE

Forståelse af de pårørendes rolle i pleje

Plejeforløbet for en patient med neurologiske lidelser eller andre kroniske tilstande er en mangesidet proces, der ikke er begrænset til forholdet mellem patient og sundhedspersonale. En ofte overset, men vigtig spiller i denne ligning er plejeren. Disse personer, hvad enten det er familiemedlemmer, venner eller professionelle, spiller en afgørende rolle i den daglige støtte til patienten.

Omsorgens ansigter
En plejer er ikke altid let at identificere. Det kan være en ægtefælle, der ledsager sin partner til lægebesøg, et barn, der tager sig af en ældre forælder, eller endda en ven, der hjælper en slægtning med at håndtere sin medicin. I nogle tilfælde er plejere professionelle, som f.eks. hjemmehjælpere, der yder pleje i hjemmet.

Omsorgsgiverens mange roller
- **Følelsesmæssig støtte: Når** man står over for sygdom, kan usikkerhed og frygt være overvældende. Plejepersonalet tilbyder konstant følelsesmæssig støtte, trøster patienten og hjælper dem med at klare udfordringerne.
- **Hjælp i dagligdagen:** For mange patienter kan dagligdags opgaver blive vanskelige. Plejepersonalet kan hjælpe med at tilberede måltider, vaske tøj, komme rundt og andre daglige behov.
- **Håndtering af medicin:** Plejepersonalet sikrer, at medicinen tages korrekt og til tiden, og kan også hjælpe med at genkende og håndtere eventuelle bivirkninger.
- **Samarbejde med sundhedspersonale:** Pårørende fungerer ofte som et mellemled mellem patienten og deres lægehold og hjælper med at kommunikere

bekymringer, forstå medicinske instruktioner og følge plejeplaner.
- **Logistisk støtte:** Dette omfatter koordinering af lægeaftaler, transport og, om nødvendigt, håndtering af de økonomiske eller administrative aspekter af plejen.

Udfordringerne ved at drage omsorg

At være pårørende er ikke nogen let opgave. Den følelsesmæssige og fysiske byrde kan være tung. De kan føle sig trætte, stressede og endda udbrændte. Det er derfor vigtigt at anerkende deres behov. Det er vigtigt, at de har adgang til ressourcer, såsom støttegrupper eller uddannelse, der kan hjælpe dem i deres rolle.

Betydningen af anerkendelse

Det er afgørende at anerkende de pårørendes værdi i plejeprocessen. Sundhedspersonalet er nødt til at arbejde tæt sammen med dem og se dem som partnere i patientens pleje. Åben og respektfuld kommunikation er afgørende.

I sundhedsvæsenets komplekse og ofte tumultariske landskab står plejepersonalet som et fyrtårn, der oplyser og sikrer vejen for patienten. Ved at forstå og værdsætte deres rolle kan vi ikke kun hjælpe patienterne bedre, men også dem, der støtter dem med så stor dedikation og kærlighed.

Effektiv kommunikation med familien

Kommunikation er en af grundpillerne i behandling, og når det drejer sig om behandling af patienter med neurologiske lidelser eller andre komplekse sygdomme, stopper det ikke ved forholdet mellem sundhedspersonalet og patienten. Effektiv kommunikation med familien er lige så afgørende.

Familien er ofte patientens vigtigste følelsesmæssige og praktiske støtte, og de er dybt engagerede i patientens velbefindende. Den måde, plejepersonalet interagerer med familien på, kan have stor indflydelse på helingsprocessen samt på alle involveredes følelsesmæssige og psykologiske velbefindende.

I sundhedsvæsenets store økosystem indtager familien en central plads. De er patientens hukommelse, når han ikke kan udtrykke sig, de er vogtere af hans ønsker og begær, og de er ofte dem, der holder et vågent øje med de mindste ændringer i hans tilstand. Men den består også af individer med deres egne bekymringer, deres egne håb og deres egne behov for information.

Nøglen til effektiv kommunikation med familien ligger i empati og lytning. Det er ikke nok at informere, man er også nødt til at forstå. Familier befinder sig i en kompleks medicinsk verden, som de ikke altid forstår. Hver eneste maskine, hvert eneste medicinske udtryk og hver eneste nye behandling kan virke skræmmende. Pårørende har med deres ekspertise et ansvar for at dechifrere denne verden for dem, ikke ved at forsimple, men ved at belyse med tålmodighed og medfølelse.

Det er også vigtigt at huske, at hver familie er unik. Nogle kan have brug for dybdegående detaljer for at føle sig involveret og beroliget, mens andre kan føle sig overvældet af for meget information. Nogle ønsker måske at være aktivt involveret i plejen, mens andre foretrækker at holde sig tilbage. Kunsten i kommunikation ligger i evnen til at aflæse disse individuelle behov og tilpasse sig derefter.

Det er også vigtigt at skabe et rum, hvor familierne kan stille spørgsmål, udtrykke bekymringer eller bare dele deres følelser. Disse udvekslinger bør ikke kun finde sted ved kriser eller vigtige beslutningspunkter, men bør opmuntres gennem hele plejeprocessen.

I sidste ende er effektiv kommunikation med familien mere end blot ord. Den er rodfæstet i gensidig respekt, forståelse og et oprigtigt ønske om at ledsage patienten og deres kære gennem den medicinske labyrint. Det kræver ikke kun dygtighed, men også hjerte, at bygge bro mellem lægevidenskaben og den fælles menneskelighed, der binder os alle sammen.

Støtte til pårørende i lyset af udfordringer neurologisk sygdom

Bag enhver patient med en neurologisk sygdom er der ofte en konstellation af omsorgspersoner - personer, der tilbyder støtte, omsorg og kærlighed. Disse omsorgspersoner, hvad enten de er forældre, ægtefæller, venner eller professionelle, bliver en stille, men stærk kraft i patientens rejse. Men udfordringerne ved neurologiske sygdomme påvirker ikke kun patienten, de former også i høj grad de pårørendes liv. At støtte disse omsorgspersoner er et vigtigt skridt i retning af at sikre effektiv pleje.

Neurologisk sygdom kan med sit spektrum af symptomer, der spænder fra fysisk smerte til mental forvirring, være et bjerg at bestige, ikke kun for patienten, men også for plejeren. Det kan være hjerteskærende at se en af sine kære kæmpe med sygdommen, og arbejdsbyrden for plejeren kan være udmattende. Men ligesom sygdom giver udfordringer, giver den også mulighed for at knytte dybere bånd, opdyrke tålmodighed og opdage uventede reserver af modstandsdygtighed.

Forstå presset på omsorgspersonen
Ud over at spille en vigtig rolle i at støtte patienten, står plejepersonalet over for mange forskellige belastninger. Der er det følelsesmæssige pres ved at se en elsket lide, det

fysiske pres ved den daglige pleje og det psykologiske pres ved altid at være "på vagt", forudse behov og reagere på kriser.

At give følelsesmæssig støtte
Det er afgørende at anerkende den følelsesmæssige påvirkning, det kan have at passe en person med en neurologisk sygdom. Pårørende har brug for rum til at udtrykke deres følelser, hvad enten det er gennem støttegrupper, individuel terapi eller blot oprigtige samtaler med deres kære.

Tilvejebringelse af ressourcer og uddannelse
Pårørende, især hvis de er nye i rollen, kan føle sig fortabte, når de står over for kravene til pleje. Træning i, hvordan man håndterer visse symptomer, bruger udstyr eller kommunikerer effektivt, kan være en ægte livline.

Understreger vigtigheden af hvile
Udbrændthed blandt plejepersonale er en realitet. Ligesom patienter har brug for pleje, har plejepersonale brug for hvile. Det er vigtigt at opmuntre plejepersonalet til at tage tid til sig selv, hvad enten det er for at slappe af, lave noget, de nyder, eller bare hvile.

Skab et fællesskab
Pårørende har brug for at vide, at de ikke er alene. At sætte dem i forbindelse med et fællesskab af andre i lignende situationer kan give et uvurderligt støttenetværk. De kan dele råd, historier og ressourcer eller blot tilbyde et lyttende øre.

Omsorg for dem, der tager sig af andre, er en vigtig del af håndteringen af neurologiske sygdomme. Ved at støtte disse plejere styrker vi den kæde af pleje, der omgiver hver patient, og sikrer en bedre livskvalitet for alle.

Kapitel 9

REHABILITERING OG REHABILITERING INDEN FOR NEUROLOGI

Grundlæggende principper neurologisk rehabilitering

Neurologisk rehabilitering er en medicinsk disciplin, der har til formål at forbedre og genoprette funktionerne hos personer, der lider af neurologiske lidelser. Ved hjælp af en tværfaglig tilgang sigter den mod at hjælpe patienterne med at genvinde et optimalt niveau af uafhængighed i deres daglige aktiviteter. De grundlæggende principper for neurologisk rehabilitering er baseret på en dybtgående forståelse af nervesystemet og dets evne til at reparere, tilpasse og rekonfigurere sig selv.

1. Hjernens plasticitet
Et af de grundlæggende principper for neurologisk rehabilitering er hjernens plasticitet. Det er nervesystemets evne til at reorganisere sig selv som reaktion på en skade. Denne reorganisering kan stimuleres af specifikke terapier, der fremmer genoprettelsen af tabte funktioner.

2. Personaliseret tilgang
Hvert individ er unikt, og det samme er de neurologiske skader eller sygdomme, de måtte lide af. Derfor skal rehabiliteringen være individualiseret og baseret på patientens behov, evner og mål.

3. Tidlig indgriben
Tidlig behandling er ofte forbundet med bedre resultater. Hvis man starter rehabiliteringen hurtigt efter en skade eller en sygdom, kan man maksimere fordelene ved hjernens plasticitet og minimere sekundære komplikationer.

4. Tværfaglig tilgang
Neurologisk rehabilitering involverer et team af fagfolk, herunder neurologer, fysioterapeuter, ergoterapeuter, taleterapeuter, neuropsykologer og andre specialister. Hvert medlem bidrager med sin egen ekspertise i forhold til de multidimensionelle udfordringer, der er forbundet med neurologiske tilstande.

5. Uddannelse og empowerment
Det er vigtigt, at patienterne og deres familier forstår sygdommens eller skadens natur og rehabiliteringens mål. Uddannelse styrker patienterne og deres familier, så de kan træffe informerede beslutninger og spille en aktiv rolle i helbredelsesprocessen.

6. Løbende revurdering
Rehabiliteringsprocessen kræver konstant evaluering og revurdering. Efterhånden som patienten gør fremskridt, kan det være nødvendigt at justere mål og interventioner.

7. Holistisk tilgang
Ud over de fysiske indgreb er det lige så vigtigt at tage sig af de følelsesmæssige, psykologiske og sociale aspekter af patienten. Helbredelse og rehabilitering omfatter hele mennesket.

8. Fremme af aktivitet og deltagelse
At opmuntre patienterne til at spille en aktiv rolle i rehabiliteringsprocessen forbedrer ikke kun den fysiske bedring, men styrker også selvværdet og selvtilliden.

9. Tilpasset miljø
Et passende og stimulerende miljø er afgørende. Specifikke faciliteter og udstyr kan hjælpe med at maksimere resultaterne af rehabiliteringen.

10. Social integration
Et af hovedmålene er at reintegrere patienten i samfundet. Det kan betyde at vende tilbage til arbejdet, genoptage fritidsaktiviteter eller bare være i stand til at interagere socialt.

Neurologisk rehabilitering er en proces
Det er en kompleks og dynamisk tilstand, der kræver en koordineret, tålmodig og detaljeret tilgang for at genoprette funktionen og forbedre livskvaliteten.

Samarbejde med terapeuter (fysioterapi, taleterapi osv.)

Pleje af en neurologisk patient afhænger ikke kun af sygepleje eller medicinsk behandling. Det kræver en holistisk tilgang, der integrerer forskellige terapeutiske specialer. Et tæt samarbejde mellem sygeplejersker og terapeuter, såsom fysioterapeuter, talepædagoger, ergoterapeuter og andre, er afgørende for at sikre en komplet og effektiv rehabilitering. Lad os se på, hvordan dette samarbejde fungerer på daglig basis, og hvordan det bidrager til optimal patientpleje.

1. Åben og regelmæssig kommunikation
Kernen i ethvert vellykket samarbejde er gennemsigtig kommunikation. Sygeplejersker og terapeuter er nødt til at kommunikere regelmæssigt om patientens tilstand, behandlingsmål og fremskridt. Det kan ske i form af teammøder, notater i patientens journal eller uformelle diskussioner.

2. Forståelse af roller
Hver fagperson bidrager med en unik ekspertise til rehabiliteringsprocessen. Sygeplejersken kan have et overordnet perspektiv på patientens tilstand, mens fysioterapeuten fokuserer på mobilitet, talepædagogen på tale og synkning og så **videre. Ved at forstå hver enkelt persons rolle kan patienten henvises til den rigtige specialist på det rigtige tidspunkt.**

3. Fastsættelse af fælles mål
At sætte patientens mål er ofte en kollektiv indsats. Sygeplejersker kan med deres indgående kendskab til patienten hjælpe med at opstille realistiske og passende mål i samarbejde med terapeuterne.

4. Støtte på tværs
Sygeplejersker kan styrke terapeuternes interventioner ved at minde patienterne om deres fysioterapiøvelser, overvåge sikkerheden under ergoterapisessioner eller hjælpe med

teknikker, der er lært i taleterapi. På samme måde kan terapeuterne rapportere til sygeplejerskerne om eventuelle ændringer i patientens tilstand, som de observerer under deres intervention.

5. Fælles uddannelse
Efteruddannelse er afgørende inden for det medicinske område. Sygeplejersker og terapeuter kan drage fordel af fælles workshops eller uddannelsessioner for bedre at forstå de nyeste teknikker, værktøjer og tilgange inden for de forskellige områder af neurologisk rehabilitering.

6. Koordinering af pleje
For at undgå træthed hos patienten og optimere hvileperioderne er det vigtigt at koordinere interventionerne. Undgå f.eks. at have en taleterapisession direkte efter en intensiv fysioterapisession.

7. Planlægning af exit og opfølgning
Når patienten er klar til at forlade afdelingen eller hospitalet, er det nødvendigt med et tæt samarbejde for at etablere en plan for plejen efter hospitalet. Det kan omfatte anbefalinger om hjemmebehandling, hjælpemidler eller ændringer i hjemmet.

I sidste ende forbedrer samarbejdet mellem sygeplejersker og terapeuter ikke kun resultaterne for neurologiske patienter; det skaber også et mere harmonisk og produktivt arbejdsmiljø for alle de involverede fagfolk. Hver specialist spiller en separat tone, men sammen skaber de en symfoni af pleje, der i høj grad kan forbedre en patients livskvalitet.

Casestudier
af succeser inden for rehabilitering

Casestudier er en effektiv måde at vise konkret, hvordan teori og praksis går op i en højere enhed for at skabe positive resultater for rehabiliteringspatienter. Lad os se på nogle fiktive eksempler på succeshistorier inden for neurologisk rehabilitering:

1. Fru Dubois: Rehabilitering efter slagtilfælde
Udgangssituation :
Fru Dubois, 68 år, blev indlagt på hospitalet efter et slagtilfælde, der lammede højre side af hendes krop. Til at begynde med kunne hun ikke gå, hendes tale var utydelig, og hun havde svært ved at udføre simple opgaver som at tage tøj på.
Tale:
Der blev anvendt en multidisciplinær tilgang. Fysioterapien fokuserede på muskelstyrke og mobilitet. Taleterapi tog sig af tale- og synkeproblemer. Ergoterapi hjalp med at tilpasse hans miljø og lære ham nye metoder til at udføre hverdagens opgaver.
Udgave :
Efter flere måneder kunne fru Dubois gå næsten normalt ved hjælp af en stok, hendes tale blev betydeligt bedre, og hun genvandt en vis grad af uafhængighed i sine daglige aktiviteter.

2. Ahmed: Hovedskade efter en ulykke
Udgangssituation :
Ahmed, 32 år, fik en alvorlig hovedskade efter en bilulykke. Han havde hukommelsesproblemer, humørsvingninger og koncentrationsbesvær.
Tale:
En neuropsykolog arbejdede sammen med Ahmed om hans kognitive problemer, mens en rehabiliteringsterapeut tog sig af de motoriske mangler. Der blev også indført psykoterapi for at håndtere humørsvingninger og posttraumatisk stress.
Udgave :
Med tiden, med konstant støtte og målrettet terapi, genvandt Ahmed en stor del af sine kognitive evner, lærte teknikker til at håndtere stress og følelser og vendte gradvist tilbage til sit arbejde.

3. Miss Clara: Multipel sklerose

Udgangssituation :
Clara, 28, blev diagnosticeret med multipel sklerose (MS). Hun oplevede følelsesløshed, koordinationsproblemer og ekstrem træthed.

Tale:
Rehabiliteringen fokuserede på at håndtere træthed, forbedre koordination og muskelstyrke. Der blev også iværksat interventioner for at håndtere symptomer som synsproblemer og varmefølsomhed.

Udgave :
Selv om MS er en kronisk sygdom, har Clara været i stand til at opretholde en tilfredsstillende livskvalitet takket være rehabilitering. Hun har tilpasset sin livsstil og indlagt hvileperioder, men fortsætter med at arbejde og deltage i sociale aktiviteter, samtidig med at hun håndterer sine symptomer.

Disse fiktive casestudier illustrerer, hvordan rehabilitering, der er skræddersyet til den enkelte patients specifikke behov, i høj grad kan forbedre livskvaliteten, genoprette tabte funktioner og hjælpe patienter med at genvinde deres uafhængighed, selv efter ødelæggende medicinske hændelser.

Kapitel 10

ETIK OG DEONTOLOGI I NEUROLOGI

Etiske spørgsmål specifikt for neurologi

Neurologi, i krydsfeltet mellem hjernen, sindet og kroppen, er et område med store etiske dilemmaer. Medicinske og teknologiske fremskridt rejser jævnligt spørgsmål om respekt for patienternes værdighed, rettigheder og valg. Her er nogle af de etiske spørgsmål, der er specifikke for neurologi:

1. Definition af liv og død:
   - **Vegetativ tilstand og minimalt bevidst tilstand**: At afgøre, om en patient er ved bevidsthed, kan påvirke afgørende beslutninger som at fortsætte eller stoppe behandlingen. Hvordan kan vi være sikre på, at en person virkelig er bevidstløs eller uden mulighed for at vågne op?
   - **Definition af hjernedød**: Den nøjagtige definition og kriterierne for at erklære hjernedød varierer fra land til land, hvilket påvirker beslutninger om organdonation eller tilbagetrækning af pleje.
2. Patientautonomi og beslutningstagning:
   - **Informeret samtykke**: I forbindelse med neurologiske lidelser kan det være svært at afgøre, om en patient er i stand til at give informeret samtykke til en behandling eller intervention.
   - **Patienter, der lider af demens**: Ændringer i kognitive evner gør terapeutisk beslutningstagning kompleks.
3. Innovative behandlinger og interventioner:
   - **Dyb hjernestimulation**: Anvendes til behandling af tilstande som Parkinsons sygdom og kan ændre personlighed eller adfærd. Hvem afgør, om fordelene opvejer de potentielle risici?
   - **Neuroenhancement**: Brugen af medicin eller interventioner til at forbedre eller øge hjernefunktionen hos raske personer rejser spørgsmål om retfærdighed, socialt pres og grænserne for "normalitet".

4. Fortrolighed og videregivelse af oplysninger:
- Genetisk testning for at identificere risikoen for neurodegenerative sygdomme (såsom Huntingtons sygdom) rejser spørgsmålet om, hvorvidt, hvornår og hvordan man skal videregive denne information til patienter og deres familier.

5. Fordeling af ressourcer:
- Med begrænsede ressourcer, hvordan beslutter du så fordelingen af dyre behandlinger eller adgangen til specialiserede interventioner?

6. Klinisk forskning:
- Udførelsen af kliniske forsøg på neurologiske patienter, især dem, der ikke kan give samtykke, rejser spørgsmål om den potentielle anvendelse og forholdet mellem fordele og risici ved interventioner.

7. Forholdet til industrien:
- Samarbejde mellem neurologer og den farmaceutiske eller teknologiske industri kan skabe interessekonflikter og potentielt påvirke terapeutiske valg eller forskningsretninger.

Som en disciplin, der studerer det mest komplekse organ i menneskekroppen, står neurologien naturligvis over for dybe etiske dilemmaer. At håndtere disse spørgsmål kræver tværfaglig tænkning, der ikke kun involverer neurologer, men også patienter, familier, etikere og samfundet som helhed.

Patientrettigheder og autonomi

Patientrettigheder inden for neurologi, som inden for alle andre medicinske områder, er grundlæggende for at garantere værdighed, respekt og passende pleje af hvert enkelt individ. Autonomi er især en central søjle i disse rettigheder, der sikrer, at patienterne har kontrol over deres egne medicinske beslutninger. Lad os udforske disse begreber nærmere.

Patienters rettigheder
1. **Ret til information**: Alle patienter har ret til at blive informeret på en klar måde, der er tilpasset deres forståelsesniveau, om deres helbredstilstand, de foreslåede indgreb og deres potentielle fordele og risici.
2. **Ret til informeret samtykke**: Ingen medicinsk procedure eller forskning må udføres uden patientens frie og informerede samtykke.
3. **Ret til fortrolighed**: Alle oplysninger om patienten, herunder hans/hendes helbredstilstand, behandling og sygehistorie, skal forblive fortrolige.
4. **Ret til adgang til journaler**: Patienter har ret til at se og få en kopi af deres journaler.
5. **Ret til kvalitetspleje**: Enhver patient har ret til at modtage den bedst mulige pleje, tilpasset hans eller hendes helbredstilstand og uden diskrimination.
6. **Ret til at nægte behandling**: Selv efter at være blevet informeret om de mulige konsekvenser, har en patient ret til at nægte behandling eller et indgreb.
7. **Ret til at klage** : Hvis en patient føler, at hans rettigheder ikke er blevet respekteret, har han ret til at indgive en klage.
Patientens autonomi
Autonomi refererer til evnen til at træffe beslutninger og handle i overensstemmelse med ens egne værdier og overbevisninger. I medicinsk sammenhæng betyder det, at man skal respektere patientens valg og beslutninger, selv om de afviger fra det, som sundhedspersonalet mener er "bedst" for patienten.
- **Respekt for patientens valg**: Autonomi indebærer, at patienter har det sidste ord i medicinske beslutninger, der påvirker dem, så længe de er i stand til at forstå konsekvenserne af disse beslutninger.

- **Beslutningskompetence**: I visse tilfælde, f.eks. ved alvorlige neurologiske lidelser, kan patientens evne til at træffe beslutninger være svækket. I disse situationer kan det være nødvendigt at udpege en juridisk repræsentant eller en betroet person til at træffe beslutninger på patientens vegne.
- **Planlægning af pleje på forhånd**: Direktiver på forhånd eller livstestamenter giver patienter mulighed for at udtrykke deres ønsker om den pleje og behandling, de gerne vil modtage (eller ikke modtage), hvis de en dag ikke længere er i stand til at kommunikere eller træffe beslutninger.
- **Uddannelse og støtte**: For at sikre uafhængighed er det vigtigt at uddanne patienter om deres tilstand og behandlingsmuligheder. At hjælpe dem med at forstå deres sygdom giver dem mulighed for at træffe informerede beslutninger.

Patienters rettigheder og autonomi er afgørende for at sikre respektfuld, patientcentreret medicinsk behandling. Inden for neurologi, hvor tilstande kan påvirke beslutningsevnen og kognitionen, er disse principper særligt vigtige og kræver konstant opmærksomhed og sensitivitet fra sundhedspersonalets side.

Casestudier og almindelige etiske dilemmaer

Neurologien står over for en række komplekse etiske dilemmaer på grund af sit tætte forhold til hjernen og bevidstheden. Casestudier giver mulighed for at undersøge disse dilemmaer i dybden, så sundhedspersonalet bedre kan navigere i disse vanskelige situationer. Her er nogle eksempler på casestudier, efterfulgt af de tilhørende almindelige etiske dilemmaer.

Casestudier:
1. Fru Dupont, 78 år, fremskreden Alzheimers sygdom:
Fru Dupont, som bor på et langtidsplejehjem, kan ikke længere genkende sin familie. For ti år siden udarbejdede hun en forhåndserklæring, hvor hun nægtede enhver invasiv behandling. Nu har hun en infektion, der kræver hospitalsindlæggelse og muligvis operation. Skal hendes instrukser følges, selv om hendes familie insisterer på behandling?
Etisk dilemma: Forhåndstilkendegivelser vs. familiens aktuelle ønsker.
2. Mr Bernard, 40, hovedskade efter en ulykke:
Efter en alvorlig bilulykke ligger Mr Bernard i koma. Test viser minimal hjerneaktivitet. Hans kone, som håber på et mirakel, insisterer på, at han forbliver i respirator. Lægeholdet mener dog, at der er ringe chance for bedring.
Etisk dilemma: Hvornår skal man afbryde livsstøtten? Hvem træffer beslutningen?

3. Clara, 16 år, epilepsi:
Clara, som for nylig har fået konstateret epilepsi, vil gerne deltage i alle skole- og fritidsaktiviteter ligesom sine jævnaldrende, herunder svømning. Hendes neurolog er bekymret over den potentielle risiko for at få et anfald, mens hun svømmer.
Etisk dilemma: patientautonomi vs. sikkerhed og velvære.

Almindelige etiske dilemmaer:
1. Stop af behandling:
Under hvilke omstændigheder er det passende at stoppe behandlingen, især hvis det kan føre til patientens død? Hvordan kan livskvalitet afbalanceres med lang levetid?

2. Informeret samtykke:
Hvordan kan man indhente informeret samtykke fra patienter med kognitive vanskeligheder eller ændret bevidsthed?

3. Klinisk forskning:
Når man arbejder med patienter med neurologiske lidelser, hvordan sikrer man så, at de virkelig er i stand til at give deres samtykke til at deltage i et klinisk studie?

4. Neuroforbedring:
Hvor etisk er det at bruge neurologiske interventioner til at "forbedre" raske individer frem for at behandle sygdomme?

5. Genetik og forudsigelser:
Er det etisk forsvarligt at afsløre for en patient, at vedkommende er genetisk disponeret for en neurodegenerativ sygdom uden kendt behandling?

Når man undersøger disse sager og dilemmaer, står det klart, at neurologi, ligesom mange andre medicinske specialer, konfronteres med dybe etiske spørgsmål. En tværfaglig tilgang, som omfatter konsultation med etikere, patienter, familier og sundhedspersonale, er ofte nødvendig for at navigere i disse komplekse farvande.

Kapitel 11

INNOVATIONER OG FREMSKRIDT I NEUROLOGI

De seneste opdagelser og forskning

Neurologien er i konstant udvikling med nye opdagelser og forskning, der offentliggøres næsten dagligt. Det er vigtigt at bemærke, at min sidste opdatering var i september 2021. Når det er sagt, er her en oversigt over de største fremskridt frem til den dato:

1. Neurodegenerative sygdomme :
   - **Alzheimers sygdom**: Der er gjort fremskridt med at identificere tidlige biomarkører for sygdommen, hvilket gør det lettere at stille en tidlig diagnose. Aducanumab, et lægemiddel, der er målrettet amyloide plaques, er blevet godkendt af FDA, selvom det stadig er kontroversielt på grund af dets usikre kliniske fordele.
   - **Parkinsons sygdom**: Forskningen har fokuseret på at forstå alfa-synuclein-proteinernes rolle og nye mål for genterapi.

2. Neuroinflammation :
Undersøgelser har fremhævet inflammationens potentielle rolle i forskellige neurologiske sygdomme, herunder depression. Behandlinger rettet mod inflammatoriske veje er i øjeblikket under undersøgelse.

3. Neuroplasticitet :
Forståelsen af hjernens evne til at genopbygge sig selv og skabe nye forbindelser, selv i voksenalderen, har åbnet nye veje for innovative behandlingsformer, især for slagtilfælde.

4. Epilepsi :
Fremskridt inden for implanterbare enheder har givet nye løsninger til patienter, der lider af refraktær epilepsi.

5. Genterapier :
Genterapier er blevet udviklet til at behandle visse sjældne neurologiske sygdomme, såsom spinal muskelatrofi.

6. Grænseflader mellem hjerne og computer :
Disse teknologier, som muliggør direkte kommunikation mellem hjernen og eksterne enheder, har gjort fremskridt og giver håb for patienter, der er lammede eller lider af degenerative sygdomme.

7. Mikrobiomet og hjernen :
Forskningen har vist sammenhænge mellem tarmmikrobiomet og hjernen, hvilket åbner op for potentielle nye behandlingsformer for sygdomme som multipel sklerose og Parkinsons sygdom.

8. Hovedskader :
Betydningen af de langsigtede konsekvenser af hovedskader, især med hensyn til risikoen for demens eller neurodegenerative sygdomme, er blevet stadig tydeligere.

9. Neuroimaging :
Avancerede billedteknikker, som f.eks. funktionel MRI i høj opløsning, har gjort det muligt at visualisere hjernen i aktion med hidtil uset præcision.

10. Stamcelleterapier :
Kliniske forsøg har evalueret stamcellers potentiale til at regenerere beskadiget væv, især i tilfælde af rygmarvsskade.

Fremskridt inden for neurologi sker i et hurtigt tempo. For at holde sig opdateret er det afgørende for fagfolk regelmæssigt at følge med i publikationer i større videnskabelige tidsskrifter, deltage i konferencer og samarbejde med eksperter på området.

Virkningen af innovative teknologier (f.eks. telemedicin, kunstig intelligens)

Indvirkningen af innovative teknologier inden for neurologi er betydelig og forandrer den måde, hvorpå pleje leveres, og sygdomme diagnosticeres og behandles. Anvendelsen af telemedicin og kunstig intelligens (AI) er slående eksempler. Lad os sammen finde ud af, hvordan disse teknologier påvirker det neurologiske landskab.

Telemedicin :
Den hurtige indførelse af telemedicin er blevet fremskyndet af globale begivenheder, især COVID-19-pandemien. Inden for neurologi har dette været særligt gavnligt for :
- **Fjernkonsultationer**: Patienter med neurologiske sygdomme, især dem, der bor i fjerntliggende områder, kan få adgang til specialister uden at skulle rejse.
- **Teleslagtilfælde**: Evnen til hurtigt at vurdere en patient, der mistænkes for at have et slagtilfælde, og samarbejde med specialiserede centre kan gøre hele forskellen med hensyn til patientresultater.
- **Overvågning af patienter**: Telemedicin gør det muligt for patienter, der lider af kroniske sygdomme som Parkinsons sygdom eller epilepsi, at blive overvåget regelmæssigt uden at skulle rejse ofte.

Kunstig intelligens (AI) :
AI er med sine maskinlæringsfunktioner ved at skabe en revolution inden for neurologisk diagnose, behandling og forskning.
- **Neuroimaging**: AI-algoritmer kan opdage subtile uregelmæssigheder i hjernebilleder, nogle gange længe før de er synlige for det menneskelige øje. Det kan være afgørende for tidlig diagnosticering af sygdomme som Alzheimers.

- **Forudsigelse og personalisering**: AI kan hjælpe med at forudsige, hvilken patient der vil reagere bedst på hvilken behandling, hvilket muliggør mere personaliseret medicin.
- **Anfaldsdetektion**: For epilepsipatienter kan AI-baserede enheder løbende overvåge og forudsige et forestående anfald, hvilket giver mulighed for at træffe forebyggende foranstaltninger.
- **Brain-computer interfaces**: Disse enheder kombineret med kunstig intelligens kan hjælpe med at genskabe funktioner hos mennesker med lammelser eller andre neurologiske skader.
- **Forskning og kliniske forsøg**: AI kan hurtigt analysere store datasæt for at finde mønstre eller sammenhænge, hvilket fremskynder forskningen og opdagelsen af nye behandlinger.

Etiske og praktiske implikationer :
Selvom teknologien giver mange muligheder, giver den også udfordringer. Datafortrolighed, sikkerhed og de etiske konsekvenser af automatiseret beslutningstagning er alle spørgsmål, der skal behandles omhyggeligt.

Løbende uddannelse af neurologer og andet sundhedspersonale er også afgørende, hvis de skal kunne tilpasse sig denne nye teknologiske æra. De skal ikke kun forstå, hvordan man bruger disse værktøjer effektivt, men også være opmærksomme på deres begrænsninger.
Kort sagt lover konvergensen mellem neurologi, telemedicin og kunstig intelligens hurtige fremskridt inden for patientpleje og forskning. Men denne overgang skal styres omhyggeligt for at sikre sikkerheden, etikken og effektiviteten af de nye metoder.

Fremtidens neurologi : udsigter og udfordringer

Ligesom mange andre medicinske områder står neurologien ved en skillevej. Med hurtige teknologiske fremskridt, fremskridt i vores forståelse af de underliggende mekanismer i neurologiske sygdomme og globaliseringen af sundhedsvæsenet er udsigterne spændende, men de kommer også med nye udfordringer. Lad os dykke ned i neurologiens fremtid for at finde ud af, hvad der ligger forude.

1. Personlig medicin:
Fremskridt inden for genomisk sekventering og dataanalyse lover mere personaliserede behandlinger. Afhængigt af genetik, livsstil og andre faktorer kan behandlingerne skræddersys til den enkelte for at maksimere effekten og minimere bivirkningerne.

2. Regenerative terapier:
Stamceller og genterapi giver håb om at genoprette funktionen i neurodegenerative sygdomme og efter traumatiske skader på nervesystemet.

3. Augmented reality og virtual reality:
Disse teknologier kan forandre neurologisk rehabilitering ved at tilbyde fordybende simulationer, der kan hjælpe med at genoprette motoriske eller kognitive funktioner efter slagtilfælde, hovedskader eller andre tilstande.

4. Implanterbare enheder:
Ud over de dybe hjernestimulatorer, der bruges til Parkinsons sygdom, kan vi se apparater, der forbedrer hukommelsen, hjælper synet eller genopretter andre neurologiske funktioner.

5. Neuroetik:
Med alle disse fremskridt følger et nyt sæt etiske spørgsmål. Hvem har adgang til disse behandlinger? Hvordan skal følsomme patientdata håndteres? Og i hvilket omfang bør vi gribe ind i den menneskelige hjernes naturlige funktion?

6. Sundhedsøkonomi:
Efterhånden som behandlingerne bliver mere sofistikerede, bliver de også dyrere. Hvordan vil sundhedssystemer, forsikringsselskaber og patienter selv håndtere disse omkostninger?

7. Tværfagligt samarbejde:
Neurologi kan ikke længere fungere i en boble. Samarbejde med andre medicinske discipliner, såvel som med områder som computervidenskab, robotteknologi og endda samfundsvidenskab, vil være afgørende.

8. Uddannelse og træning:
Neurologer og andet sundhedspersonale bliver nødt til konstant at opdatere deres færdigheder og viden, ikke kun inden for neurologi, men også inden for teknologi, etik og kommunikation.

9. Overordnet adgang til pleje:
Forskelle i adgangen til neurologisk behandling, især i lav- og mellemindkomstlande, er et stort problem. Hvordan kan vi sikre, at fordelene ved fremskridt inden for neurologi når ud til alle, uanset geografi eller velstand?

10. Miljø og neurologi:
Med klimaforandringer og miljøproblemer kan der opstå nye sygdomme og udfordringer for den neurologiske sundhed.

Fremtidens neurologi giver utrolige muligheder for at forbedre patienternes liv. Men hvert fremskridt medfører sit eget sæt af udfordringer. At imødekomme dem vil kræve en oplyst vision, et hidtil uset samarbejde og en forpligtelse til etik og retfærdighed. Neurologien står på tærsklen til en revolution, og vi skal være parate til at navigere i det ofte ukendte farvand.

Kapitel 12

VIGTIGHEDEN AF TVÆRFAGLIGT ARBEJDE

Samarbejde med andre medicinske specialer

Selvom neurologi fokuserer på diagnosticering og behandling af sygdomme i nervesystemet, opererer den ikke i et vakuum. Faktisk kræver plejen af neurologiske patienter ofte et tæt samarbejde med andre medicinske specialer for at give en omfattende, holistisk pleje. Lad os se på, hvordan dette samarbejde manifesterer sig i en neurologs daglige arbejde, og hvorfor det er afgørende for optimal pleje.

Kardiologi:
Kardiovaskulære lidelser har direkte konsekvenser for den neurologiske sundhed. For eksempel skal en patient, der har haft et slagtilfælde, arbejde sammen med en kardiolog for at håndtere de risikofaktorer, såsom arytmi eller forhøjet blodtryk, der kan have bidraget til slagtilfældet.

Psykiatri:
Neurologiske sygdomme kan ofte have psykiatriske manifestationer. For eksempel er depression almindelig hos patienter med Parkinsons sygdom. Samarbejde med psykiatrien kan hjælpe med at diagnosticere og behandle disse symptomer.

Neurokirurgi:
Nogle tilstande, såsom hjernesvulster eller aneurismer, kan kræve operation. Neurologer arbejder ofte hånd i hånd med neurokirurger for at diskutere de bedste muligheder for patienten.

Radiologi:
Neuroimaging er grundlæggende for diagnosticeringen af mange neurologiske sygdomme. Neurologer arbejder sammen med radiologer om at fortolke MRI-, CT-, PET- og andre billeder.

Reumatologi:
Autoimmune sygdomme, såsom multipel sklerose, overlapper ofte med reumatologi og neurologi. Fælles behandling kan gavne patienterne.

Endokrinologi:
Hormonelle ubalancer kan påvirke eller efterligne neurologiske sygdomme. Forstyrrelser i skjoldbruskkirtlen kan f.eks. forårsage neuropati eller myopati.

Medicinsk genetik:
Mange neurologiske sygdomme har en genetisk komponent. Samarbejde med medicinske genetikere kan hjælpe med at identificere risici, rådgive patienter og guide behandlingen.

Genoptræning og rehabilitering:
Efter begivenheder som et slagtilfælde eller en traumatisk hjerneskade kan patienter have brug for fysioterapi, ergoterapi eller taleterapi for at genvinde funktionsevnen. Neurologer arbejder tæt sammen med disse fagfolk for at sikre optimal restitution.

Gerontologi:
Når folk bliver ældre, bliver neurodegenerative sygdomme som Alzheimers mere almindelige. Samarbejde med gerontologer kan hjælpe med at håndtere de specifikke udfordringer, som ældre patienter står over for.

Tværfagligt samarbejde gør det muligt at yde omfattende pleje, hvor hver specialist bidrager med sin unikke ekspertise for at tilbyde den bedst mulige pleje til patienten. Det kræver åben kommunikation, respekt for hinandens bidrag og et konstant ønske om at sætte patienten i centrum for alt, hvad vi gør. I nutidens komplekse medicinske landskab er teamwork mere afgørende end nogensinde.

Komplementære roller inden for teamet

At tage sig af en patient, især inden for et så komplekst område som neurologi, er langt fra en enkelt persons indsats. I stedet kræver det en flydende og komplementær koordinering mellem forskellige sundhedsprofessionelle. Hvert medlem af teamet spiller en særskilt rolle, og det er synergien mellem deres færdigheder, der sikrer omfattende patientpleje. Lad os undersøge, hvordan disse roller supplerer hinanden i et neurologisk team.

1. Neurologer:
De er ofte de "dirigenter", der diagnosticerer neurologiske sygdomme, foreslår behandlingsplaner og overvåger patientens overordnede pleje.

2. Sygeplejersker med speciale i neurologi:
De er ofte de første til at reagere på eventuelle ændringer i patientens tilstand. De administrerer medicin, overvåger vitale tegn, uddanner patienter og deres familier og fungerer som en bro mellem patienten og neurologen.

3. Neurokirurger:
De griber ind, når kirurgisk behandling er nødvendig, hvad enten det drejer sig om at fjerne en tumor, behandle en aneurisme eller implantere et apparat.

4. Radiologer:
De er afgørende for billeddannelsen af hjernen og rygsøjlen og giver detaljerede fortolkninger af billederne som vejledning til diagnose og behandling.

5. Fysioterapeuter:
De arbejder med patienter for at forbedre mobiliteten, styrke musklerne og genoprette funktioner, der er gået tabt som følge af neurologiske tilstande.

6. Talepædagoger:
Afgørende for patienter med tale- eller synkeproblemer, ofte efter et slagtilfælde.

7. Ergoterapeuter:
De hjælper patienterne med at genvinde deres uafhængighed i hverdagsaktiviteter som påklædning, madlavning og arbejde.

8. Psykologer og psykiatere:
De tager fat på de følelsesmæssige og mentale aspekter af neurologisk sygdom og tilbyder støtte, mestringsstrategier og om nødvendigt behandling.

9. Socialarbejdere:
De hjælper med at navigere i ikke-medicinske udfordringer, såsom udskrivningsplanlægning, tilgængelighed til hjemmet og økonomiske spørgsmål.

10. Farmaceuter:
De rådgiver om administration af medicin, mulige interaktioner og bivirkninger.

11. Ernæringseksperter:
Nogle neurologiske lidelser kan kræve kostjusteringer eller specifikke diæter. Ernæringseksperter vejleder i disse ændringer for at sikre optimal sundhed.

Det smukke ligger i den måde, hvorpå disse roller krydser og supplerer hinanden. Når en patient f.eks. kommer sig efter et slagtilfælde, kan vedkommende have brug for en neurolog til at styre den medicinske behandling, en fysioterapeut til at genskabe mobiliteten, en talepædagog til at hjælpe vedkommende med at tale igen og en socialrådgiver til at organisere plejen i hjemmet.

Denne komplementære tilgang sikrer, at der tages hensyn til alle aspekter af patientens velbefindende. Den afspejler et holistisk syn på sundhed, hvor patienten ses som en helhed og ikke kun gennem sygdommens prisme. Det er en ægte patientcentreret tilgang, hvor målet ikke bare er at behandle en sygdom, men at genskabe livskvaliteten.

Fordelene en holistisk tilgang til pleje

Den holistiske tilgang til medicinsk behandling blev født af erkendelsen af, at mennesker ikke blot er aggregater af symptomer og sygdomme, men komplekse, indbyrdes forbundne enheder, der kræver opmærksomhed på alle deres facetter, hvis de virkelig skal helbredes. Denne tilgang er langt fra kun et filosofisk koncept, men giver håndgribelige fordele for patientplejen, især på så følsomme områder som neurologi. Lad os tage et kig på disse fordele sammen.

1. Individualiseret pleje:
Hvert individ er unikt med sin egen baggrund, sit eget miljø og sine egne livserfaringer. Den holistiske tilgang anerkender denne unikhed og tilpasser plejen derefter, så hver patient får den behandling, der passer bedst til deres situation.

2. Følelsesmæssigt og mentalt velbefindende:
Hvis man udelukkende fokuserer på det fysiske medicinske problem, kan man overse de følelsesmæssige og mentale problemer. En holistisk tilgang sikrer, at disse aspekter også adresseres, hvilket kan have en dybtgående indvirkning på helbredelse og livskvalitet.

3. Fremme af forebyggelse:
I stedet for udelukkende at fokusere på at behandle eksisterende sygdomme, understreger den holistiske tilgang også vigtigheden af forebyggelse og tager fat på elementer som livsstil, ernæring og stresshåndtering.

4. Integration af komplementær medicin:
Mange patienter finder lindring eller støtte i komplementære behandlingsformer som akupunktur, meditation eller urtemedicin. Den holistiske tilgang anerkender og integrerer disse terapier, hvor det anses for gavnligt.

5. Forbedring af forholdet mellem patient og plejepersonale:
Ved at forsøge at forstå hele patienten etableres der ofte et dybere og mere meningsfuldt forhold mellem patient og plejepersonale. Det kan forbedre kommunikationen, opbygge tillid og i sidste ende forbedre behandlingsresultaterne.

6. Håndtering af komplekse symptomer:
Nogle symptomer kan ikke uden videre forklares med en enkelt fysisk årsag. Et holistisk syn kan hjælpe med at identificere og behandle underliggende eller indbyrdes forbundne årsager, som kan blive overset i en mere reduktionistisk tilgang.

7. Styrkelse af patientens autonomi:
Den holistiske tilgang opfordrer ofte patienterne til at tage aktiv del i deres egen helbredelse ved at uddanne dem og inddrage dem i terapeutiske beslutninger.

8. Reduktion af genindlæggelser og komplikationer:
Ved at tage fat på de grundlæggende årsager og integrere forskellige behandlingsmetoder kan den holistiske tilgang reducere risikoen for tilbagefald eller efterfølgende komplikationer.

9. Øget patienttilfredshed:
Patienter, der føler, at der bliver lyttet til dem, at de bliver forstået, og at der bliver taget hånd om dem i alle aspekter, er ofte mere tilfredse med deres behandling.

I sidste ende afspejler den holistiske tilgang en bred vision om sundhed, der anerkender, at vores velbefindende er et produkt af en lang række indbyrdes afhængige faktorer. Ved at integrere denne vision i den medicinske praksis kan vi håbe på ikke kun at behandle sygdomme, men også at fremme ægte og varig sundhed.

Kapitel 13

SUNDHED OG VELVÆRE AF DEN NEUROLOGISKE SYGEPLEJERSKE

Anerkend og forebygger udbrændthed

Udbrændthed er et syndrom, der skyldes kronisk stress på arbejdet, som ikke er blevet håndteret tilstrækkeligt. Det er især udbredt i sundhedssektoren, hvor medarbejderne ofte står over for følelsesladede situationer, lange og uregelmæssige arbejdstider og et konstant pres for at yde pleje af høj kvalitet. At genkende de tidlige tegn og iværksætte forebyggende foranstaltninger er afgørende for at sikre plejepersonalets trivsel og kvaliteten af patientplejen.

Genkendelse af tegn på udbrændthed:
- Følelsesmæssig **udmattelse**: Føler sig drænet, udmattet af arbejde, uden energi eller entusiasme til at starte en ny dag.
- **Depersonalisering**: Udviklingen af en følelse af distance eller kynisme over for arbejde, kolleger eller patienter.
- **Nedsat følelse af personlig præstation**: Følelse af, at det, man laver, er uvigtigt eller uden værdi, eller opfattelse af nedsatte faglige færdigheder.
- **Fysiske symptomer**: Søvnbesvær, hovedpine, fordøjelsesproblemer, muskelsmerter og øget modtagelighed for sygdom.
- **Humørsvingninger**: Irritabilitet, tristhed, apati eller endda depressive symptomer.
- **Tilbagetrækning**: Mindsket socialt eller professionelt engagement, undgåelse af ansvar eller øget fravær fra arbejdet.

Forebyggende foranstaltninger mod udbrændthed:
- **Balance** mellem **arbejde og privatliv**: Tilskynd til og respekter en balance mellem arbejde og fritid, der giver mulighed for rekreation og afslapning.

- **Social støtte**: At skabe et arbejdsmiljø, hvor kolleger støtter hinanden, deler erfaringer og finder trøst i kammeratskabet.
- **Supervision og mentorordning**: For nye medarbejdere eller dem, der står over for nye udfordringer, kan det at have en mentor eller regelmæssig supervision hjælpe med at navigere i professionelle udfordringer.
- **Træning i stresshåndtering**: Det kan omfatte afslapningsteknikker, meditation eller endda øvelser som yoga eller tai chi.
- **Anerkendelse og påskønnelse**: At føle sig værdsat og værdsat i sin rolle kan gøre en enorm forskel for, hvordan man opfatter sit arbejde.
- **Mulighed for feedback**: Giv medarbejderne mulighed for at udtrykke deres bekymringer, forslag eller frustrationer.
- **Begrænsning af overarbejde**: Sørg for, at personalet ikke konstant er på overarbejde, og sørg for, at der er tilstrækkelig restitutionstid mellem vagterne.
- **Ressourcer til mental sundhed**: Giv personalet adgang til rådgivningstjenester eller støtteprogrammer for mental sundhed.
- **Løbende uddannelse**: Invester i løbende uddannelse af personalet for at sikre, at de føler sig kompetente og opdaterede i deres færdigheder.
- **Pauser**: Regelmæssige pauser i løbet af dagen, hvor man slapper af, får lidt frisk luft eller bare kobler af i et par minutter, kan være revitaliserende.

At genkende og forebygge udbrændthed er afgørende, ikke kun for sundhedspersonalets trivsel, men også for at sikre, at patienterne får optimal pleje. En udmattet plejer er mindre effektiv, mere tilbøjelig til at begå fejl og kan potentielt påvirke kvaliteten af den pleje, der ydes. Ved at investere i plejepersonalets velbefindende investerer vi også i patienternes sundhed og velbefindende.

Strategier til stresshåndtering

Stresshåndtering er et nøgleelement i at sikre plejepersonalets mentale og fysiske velbefindende, især inden for det krævende neurologiske område. Ukontrolleret stress kan føre til nedsat ydeevne, øget modtagelighed for fejl og på lang sigt kroniske helbredsproblemer. Implementering af effektive stresshåndteringsstrategier er derfor afgørende for plejepersonalets sundhed og kvaliteten af patientplejen.

Kognitive og adfærdsmæssige metoder:
- **Genkend dine egne stresssignaler**: Tag dig tid til at vurdere dig selv regelmæssigt for at genkende de første tegn på stress. Det giver dig mulighed for at handle, før stressen bliver overvældende.
- **Gennemgang af forventninger**: Stræb efter at sætte realistiske forventninger til dig selv og andre, undgå perfektion for enhver pris.
- **Tidsstyring**: Organiser og prioriter opgaver, så du ikke føler dig overvældet. Lav lister, sæt prioriteter og uddelegér, hvor det er muligt.
- **Reflektere over og udfordre negative tanker**: Når du tager dig selv i at tænke negativt, er det vigtigt at udfordre disse tanker og erstatte dem med positive bekræftelser.

Afslapningsteknikker:
- **Dyb vejrtrækning**: Den simple handling at tage flere dybe vejrtrækninger kan hjælpe med at reducere følelsen af angst.

- **Meditation og mindfulness**: Disse teknikker hjælper dig **med at** fokusere på nuet, reducere påtrængende tanker og slappe af.
- **Visualiseringsteknikker**: At forestille sig et beroligende sted eller en beroligende situation kan hjælpe dig med at slappe af mentalt.
- **Strækøvelser**: Selv et par enkle strækøvelser kan hjælpe med at lindre muskelspændinger.

Livsstilsvaner:

- **Regelmæssig motion**: Fysisk aktivitet frigiver endorfiner, kemikalier i hjernen, der virker som naturlige smertestillende midler.
- **Balanceret kost**: En sund kost kan hjælpe med at regulere humøret og opbygge modstandsdygtighed over for stress.
- **Tilstrækkelig søvn** : Søvn er afgørende for fysisk og mental restitution.
- **Begræns koffein og sukker**: Disse stimulerende stoffer kan øge angsten.

Social og følelsesmæssig støtte:

- **Tal med en, du stoler på**: At diskutere dine bekymringer med en kollega, ven, familiemedlem eller professionel kan hjælpe med at sætte tingene i perspektiv.
- **Deltagelse i støttegrupper**: Nogle gange kan det være gavnligt at dele sine erfaringer med andre i samme situation.
- **Fritid**: Det kan være et friskt pust at finde tid til aktiviteter, man holder af.
- **Ferie**: Selv en kort pause fra arbejdet kan hjælpe dig med at genoplade dine batterier.
- **Sessioner med en terapeut eller rådgiver**: For nogle mennesker kan det at tale med en professionel give yderligere værktøjer og strategier til at håndtere stress.

Stress er en naturlig reaktion på hverdagens udfordringer og pres, men det er vigtigt for helbredet og velværet at håndtere det effektivt. Alle er forskellige, og hvad der virker for én person, virker måske ikke for en anden. Så det er vigtigt at eksperimentere med forskellige strategier for at finde dem, der fungerer bedst for dig.

Balancen professionelt-personligt liv

Balancen mellem arbejde og privatliv er et stort problem for mange fagfolk, især inden for krævende områder som neurologi. Det er ikke kun et spørgsmål om individuel trivsel, selvom det er afgørende, men også et spørgsmål om kvaliteten af den pleje, der ydes til patienterne. En udmattet, overanstrengt eller følelsesmæssigt drænet plejer kan ikke yde den bedst mulige pleje.

Hvorfor er balance så afgørende?
Inden for neurologi, som inden for mange andre medicinske områder, kan dagene være lange, sagerne komplekse og følelserne store. Der er smerten ved at se en patient lide, stresset ved uventede nødsituationer, presset for at holde sig ajour med den nyeste forskning og teknikker og mange andre faktorer, der kan gøre dette erhverv særligt udfordrende.

Dertil kommer, at livet fortsætter uden for hospitalet eller klinikken. Sygeplejersker har familie, venner, passioner og hobbyer, som også kræver deres opmærksomhed og energi. At ignorere et aspekt af livet til fordel for et andet kan føre til tab af mening, vrede, udmattelse eller endda mentale helbredsproblemer.

At finde en balance:
- **Prioritér**: Det er vigtigt at finde ud af, hvad der virkelig er vigtigt i dit liv, og at bruge tid på disse

prioriteter. Det kan betyde, at du skal sige nej til overarbejde, uddelegere visse opgaver eller bede om hjælp, når det er nødvendigt.

- **Sæt grænser**: Det er vigtigt at gøre sig klart, hvad man er parat til at acceptere på arbejdet, og hvad man ikke er. Det kan betyde, at man ikke besvarer arbejdsmails derhjemme eller holder regelmæssige pauser i løbet af arbejdsdagen.
- **Pas på dig selv**: Egenomsorg er ikke en luksus, men en nødvendighed. Det kan betyde motion, meditation, læsning eller andre aktiviteter, der lader batterierne op.
- **At bede om hjælp**: Nogle gange kan det være svært at opretholde balancen, selv om man gør sit bedste. På sådanne tidspunkter er det vigtigt at søge støtte, hvad enten det er fra kolleger, mentorer, terapeuter eller coaches.
- **Vær fleksibel**: Livet ændrer sig, og det samme gør den enkeltes behov og prioriteter. Det er afgørende, at du regelmæssigt gennemgår og justerer din balance mellem arbejde og privatliv, så den afspejler disse ændringer.

Det er ikke altid let at finde en balance mellem arbejdsliv og privatliv, især ikke inden for et så krævende område som neurologi. Men med omtanke, støtte og konstant opmærksomhed på ens behov og prioriteter er det muligt at finde en balance, der fungerer for dig og dine patienter.

Kapitel 14

KARRIEREUDVIKLING OG KOMPETENCEUDVIKLING

Efteruddannelse i neurologi

Efteruddannelse i neurologi
I sin evige søgen efter at forstå og forbedre udvikler medicinen sig konstant. Inden for neurologi, hvor et af de mest komplekse systemer i menneskekroppen udforskes, er denne udvikling så meget desto hurtigere og mere dybtgående. I denne sammenhæng er efteruddannelse ikke bare anbefalet, men afgørende for alle fagfolk, og især for sygeplejersker med speciale i neurologi.

Behovet for at opdatere
Neurologi er, som mange andre medicinske discipliner, kendetegnet ved en overflod af forskning og opdagelser. Uanset om det drejer sig om nye billeddannelsesteknikker, fremskridt i behandlingen af neurodegenerative sygdomme eller opklaring af kognitionens mysterier, er området i konstant udvikling. For sygeplejersker betyder det at holde sig opdateret, at de kan tilbyde den bedst mulige pleje ved hjælp af de mest avancerede teknikker og de mest effektive behandlinger.

Ordninger for efteruddannelse
- **Seminarer og konferencer**: Disse møder handler ikke kun om at lære, men også om at diskutere og udveksle erfaringer med fagfæller og eksperter på området.
- **Specialiserede publikationer**: Neurologiske tidsskrifter og aviser er uvurderlige kilder til information om den nyeste forskning og opdagelser.
- **Praktiske workshops**: Disse sessioner giver sygeplejerskerne mulighed for at gøre sig bekendt med nye teknikker eller nyt udstyr.
- **E-learning**: Med fremkomsten af digitale teknologier er et stort antal online træningsmoduler tilgængelige, hvilket giver mulighed for fleksibilitet i læringen.

- **Specialistcertificeringer**: At opnå certificering i et neurologisk subspeciale kan ikke kun uddybe viden, men også styrke en sygeplejerskes professionalisme.

Vigtigheden af professionel nysgerrighed
Ud over teknisk viden dyrker efteruddannelse professionel nysgerrighed, hvilket er afgørende på et så komplekst område som neurologi. Denne nysgerrighed tilskynder sygeplejersker til at stille spørgsmål, lede efter løsninger, udfordre sig selv og i sidste ende tilbyde bedre kvalitetspleje.

Efteruddannelse i neurologi er en proaktiv tilgang til at holde sig på forkant med disciplinen. Det sikrer, at sygeplejerskerne ikke hviler på laurbærrene, men hele tiden forsøger at forbedre deres praksis til gavn for patienterne og deres karriere. I sidste ende er læring i den dynamiske og evigt foranderlige neurologiske verden virkelig en rejse uden ende.

Integration af nye teknologier

Integration af nye teknologier i neurologi
Neurologi er ligesom mange andre grene af medicin i konstant udvikling takket være nye teknologier. Disse innovationer, der spænder fra kunstig intelligens til avanceret medicinsk udstyr, har ændret patientpleje, diagnose og behandling af neurologiske tilstande markant. Integrationen af disse teknologier er ikke uden udfordringer, men den baner vejen for mere præcis, mere effektiv og nogle gange mindre invasiv behandling.

Fremkomsten af avanceret billeddannelse
Neurologien har altid været afhængig af billeddannende teknikker til at visualisere hjernen og nervesystemet. Takket være teknologiske fremskridt giver teknikker som funktionel

MRI, positronemissionstomografi (PET) og magnetoencefalografi i dag detaljerede billeder af hjerneaktivitet, hvilket giver en dybere forståelse af patologier.

Den kunstige intelligens' tidsalder (AI)

AI og maskinlæring har fundet deres plads i neurologien, især i fortolkningen af hjernescanninger, forudsigelsen af sygdomsprogression og personaliseringen af behandlinger. Algoritmer kan nu opdage subtile anomalier i hjernebilleder, nogle gange endda før symptomerne viser sig.

Telemedicin og fjernpleje

COVID-19-pandemien har øget brugen af telemedicin. For patienter, der lider af neurologiske sygdomme, har det betydet regelmæssige konsultationer uden den stress og træthed, der er forbundet med at rejse, især for dem med nedsat mobilitet.

Forbundet medicinsk udstyr

Apparater som bærbare elektroencefalogrammer, wearables, der sporer neurologiske parametre, og programmerbare medicinpumper giver mulighed for realtidsovervågning af patienter, så behandlingerne kan skræddersys til specifikke behov.

Robotassisteret kirurgi

I følsomme procedurer som hjernekirurgi giver AI-assisterede robotter uovertruffen præcision, minimerer risici og forbedrer postoperative resultater.

Udfordringer og etiske overvejelser

Selvom disse teknologier giver nye muligheder, kommer de også med deres del af udfordringer. Spørgsmål om datafortrolighed, lige adgang til pleje og tilstrækkelig uddannelse af sundhedspersonale er kernen i bekymringerne. Derudover kan overdreven afhængighed af teknologi risikere at overskygge vigtigheden af klinisk undersøgelse og menneskelig interaktion.

Integrationen af nye teknologier i neurologien er en spændende rejse, der giver utrolige muligheder for at forbedre patientplejen. For sygeplejersker betyder det konstant træning, tilpasning og nysgerrighed. Men med disse værktøjer lige ved hånden har potentialet for at levere overlegen pleje aldrig været større.

Vigtigheden af forskning i neurologi for sygeplejersker

Betydningen af neurologisk forskning for sygeplejersker
Forskning i neurologi er en dynamik i konstant udvikling, der søger at afmystificere nervesystemets kompleksitet, belyse mekanismerne bag neurologiske sygdomme og udvikle nye behandlinger og interventioner. For neurologiske sygeplejersker er forskning meget mere end blot videnskabelige nyheder: Det er en vigtig søjle i klinisk praksis og en nøglefaktor i forbedringen af patientplejen.

Information til klinisk praksis
Forskningsresultater giver videnskabelig evidens til at vejlede sygeplejen. De giver evidensbaserede svar om de bedste interventioner, nye behandlingsformer og endda de bedste måder at kommunikere med patienterne på. Ved at engagere sig i forskning kan sygeplejersker forbedre deres praksis, så de kan yde en mere effektiv, patientcentreret pleje.

Foregribelse af og tilpasning til forandringer
Det neurologiske område udvikler sig hurtigt. Sygeplejersker, der er opdaterede på den aktuelle forskning, er bedre forberedt på at forudse deres patienters

fremtidige behov, tilpasse sig nye protokoller og integrere nye teknologier eller behandlingsmetoder.

Forbedring af kvaliteten af plejen
Forskning giver afgørende information om patientresultater, hvilket gør det muligt at identificere bedste praksis, erkende forbedringsområder og iværksætte ændringer for at forbedre kvaliteten og sikkerheden af plejen.

At bidrage til professionen
Sygeplejersker er ikke kun forbrugere af forskning, men kan også spille en vigtig rolle i udførelsen af den. Ved at deltage i undersøgelser, indsamle data eller endda igangsætte forskningsprojekter, bidrager sygeplejersker til at fremme faget og dermed berige sygeplejefaglig viden inden for neurologi.

Fortaler for patienter
En grundig forståelse af forskning gør sygeplejersker i stand til at tale for patienternes behov og interesser. De kan rådgive om de mest hensigtsmæssige behandlinger, uddanne patienter om de tilgængelige muligheder og endda påvirke politikker og praksis inden for medicinske institutioner.

Forskning i neurologi er uvurderlig for sygeplejersker. Den styrker deres praksis, ruster dem til optimal pleje og positionerer dem som en vigtig aktør i forbedringen af den neurologiske pleje. Ved at tage forskningen til sig og engagere sig aktivt i denne søgen efter viden, følger neurologiske sygeplejersker ikke bare med i udviklingen - de er med til at forme den.

Kapitel 15

UDTALELSER OG CASESTUDIER

Casestudier Erfaringer fra neurologiske sygeplejersker

1. En uventet forbindelse :
Sarah, en ung neurologisk sygeplejerske, blev tildelt Mr Dupont, en 60-årig mand, der for nylig var blevet diagnosticeret med Parkinsons sygdom. På trods af rystelserne og stivheden var det, der påvirkede Sarah mest, Duponts følelsesmæssige isolation. En dag kom hun med en gammel guitar og opfordrede Dupont til at spille, da hun huskede, at han havde fortalt hende om sin kærlighed til musik. De musikalske sessioner blev en rutine, der ikke kun hjalp Dupont med at forbedre sine finmotoriske færdigheder, men også genskabte forbindelsen til en glemt passion og dermed reducerede hans depressive symptomer.

2. Vigtigheden af at lytte :
Marc, en erfaren sygeplejerske, passede fru Lefevre, som havde fremskreden multipel sklerose. En morgen, hvor hun virkede særligt distraheret, satte Marc sig ved siden af hende og holdt hende i hånden. Efter lang tids tavshed betroede fru Lefevre ham sin frygt for at blive en byrde for sin familie. Ved at tage sig tid til at lytte og berolige var Marc i stand til at organisere familieterapisessioner for at tackle disse bekymringer og derved styrke familiebåndet.

3. Et sikkert tegn :
Élise havde altid været god til at observere de små detaljer hos sine patienter. En dag, da hun gik rundt på stuerne, lagde hun mærke til et let fald i ansigtet på Mr Bernard, en ellers sund og rask patient. Hun genkendte det som et potentielt tegn på slagtilfælde og alarmerede straks lægeteamet. Hendes hurtige handlinger førte til øjeblikkelig indgriben, minimerede hjerneskaden og gav Mr Bernard en bedre chance for at komme sig.

4. Opdagelse af et kald :
Julien, der oprindeligt var kardiologisk sygeplejerske, blev midlertidigt overført til neurologi på grund af personalemangel. I løbet af sin tid der blev han dybt påvirket af kompleksiteten i plejen og den intellektuelle udfordring, det er at forstå nervesystemet. Især en epilepsipatient inspirerede ham med sin modstandsdygtighed. Da han stod over for et uventet anfald, fulgte Julien procedurerne og beroligede patienten hele vejen igennem. Denne oplevelse fik ham til at specialisere sig i neurologi, da han anerkendte dybden og rigdommen i dette speciale.

Hver dag står neurologiske sygeplejersker over for udfordringer, der ikke kun kræver klinisk ekspertise, men også dyb medfølelse, aktiv lytning og tilpasningsevne. Disse casestudier viser, hvor stor en forskel de gør for patienternes liv gennem simple bevægelser, omhyggelig observation eller beslutsom handling.

Erfaringer fra komplekse situationer

Den neurologiske afdeling byder med sine mysterier og udfordringer på mange situationer, der sætter plejepersonalets færdigheder, modstandsdygtighed og empati på prøve. Selvom disse situationer er vanskelige, giver de også sygeplejerskerne uvurderlige erfaringer. Her er et par lektioner fra disse komplekse øjeblikke.

1. Hver patient er unik:
Da Caroline begyndte at arbejde inden for neurologi, lærte hun hurtigt, at to patienter med den samme sygdom kan reagere meget forskelligt. En patient med Parkinson kan være optimistisk og kampklar, mens en anden kan synke ned i depression. Læren af det? Det er vigtigt at betragte hver patient som et individ og at tilpasse plejen.

2. Tålmodighed er afgørende:
Alexandre, en sygeplejerske, fandt det svært at kommunikere med en patient, der led af afasi efter et slagtilfælde. Efter flere frustrerende forsøg på at forstå patientens behov indså Alexandre, at han var nødt til at sætte tempoet ned, være tålmodig og bruge nonverbale metoder til at etablere en forbindelse. Denne oplevelse lærte ham vigtigheden af tålmodighed inden for neurologi, hvor kommunikationsvanskeligheder er almindelige.

3. Betydningen af teamwork :
Sophie blev overvældet af en patient med multipel sklerose, hvis symptomer forværredes hurtigt. Hun indså hurtigt, at hun ikke kunne klare det hele på egen hånd. Ved at arbejde tæt sammen med neurologer, fysioterapeuter og socialrådgivere var Sophie i stand til at skabe en integrativ plejeplan for patienten. Hvad kan man lære af det? Tværfagligt samarbejde er afgørende for at imødekomme de komplekse behov hos neurologiske patienter.

4. Fleksibilitet er en styrke:
Da Éric blev konfronteret med en epilepsipatient, hvis anfald ikke reagerede på den sædvanlige medicin, måtte han hurtigt tilpasse sin tilgang. I samarbejde med det medicinske team undersøgte de andre behandlingsmuligheder og justerede medicineringen. Det styrkede Érics tro på, at fleksibilitet og tilpasningsevne er afgørende inden for neurologi.

5. Værdighed kommer først:
Nadine husker en patient med Alzheimers, som havde svært ved at udføre simple opgaver. I stedet for selv at udføre disse opgaver tog Nadine sig tid til tålmodigt at guide patienten, så hun bevarede sin værdighed og uafhængighed. Hun lærte, at selv i de sværeste tider er det vigtigt at behandle alle patienter med respekt og værdighed.

Neurologi er et område, hvor der er masser af usikkerhed, og sygeplejersker står ofte over for situationer, hvor der ikke er nogen klare svar. Men disse udfordringer giver også mulighed for at lære og vokse som sundhedsprofessionel, hvilket styrker evnen til at yde enestående pleje, selv i de mest komplekse situationer.

Anekdoter og inspirerende øjeblikke

Neurologiens verden er ikke kun fuld af mysterier og udfordringer, den er også fuld af rørende og inspirerende øjeblikke. Disse anekdoter, ofte fra hjertet af den neurologiske afdeling, minder os om, hvorfor så mange sygeplejersker brænder for dette felt.

1. Jeannes dans :
Jeanne, 70 år, havde lidt af Parkinsons sygdom i flere år. På trods af hendes stivhed og rysten talte hun ofte nostalgisk om sin passion for dans. En dag satte en af hendes sygeplejersker, Léa, en sang på fra hendes tid og tilbød hende sin hånd. Sammen dansede de på hospitalsgangen. Jeanne viste med sine strålende øjne, at sygdom ikke altid kan stjæle glæden.

2. Samuels smil :
Samuel, en ung mand på 25 år, var ved at komme sig efter en alvorlig bilulykke. Han var blevet tetraplegiker. Hver dag opmuntrede Sarah, hans sygeplejerske, ham med øvelser og samtaler. En morgen bevægede Samuel sin tå. Denne lille bevægelse, der symboliserede håb og muligheden for at komme sig, blev fejret med tårer og latter af hele afdelingen.

3. Lucies notesbog :
Lucie, som havde en hjernesvulst, vidste, at hun gradvist ville miste hukommelsen. I stedet for at give efter for

tristheden besluttede hun med hjælp fra sin sygeplejerske Claire at lave en notesbog. Hver dag skrev de minder, historier og billeder ned. Notesbogen blev en skat for Lucie og hendes familie, der bevarede dyrebare øjeblikke på trods af hendes sygdom.

4. Stemmens tilbagevenden :
Efter et slagtilfælde havde Marc mistet evnen til at tale. Han kommunikerede frustreret med fagter og blikke. Hans sygeplejerske, Fatima, arbejdede utrætteligt med ham, brugte taleterapeutiske øvelser og afspillede endda optagelser af hans egen stemme. En dag hviskede Marc et simpelt "tak". Det følelsesladede ord var starten på hans vej mod bedring.

5. Uventet venskab :
To patienter, Pierre og Ahmed, hvoraf den ene lider af Alzheimers sygdom og den anden af multipel sklerose, blev venner på et fælles værelse. På trods af deres kulturelle forskelle og sprogbarrieren fandt de trøst i hinanden. De grinede, spillede kort og støttede hinanden. Deres venskab mindede hele personalet om, at medfølelse og forståelse overskrider alle barrierer.

Historier om store og små triumfer, øjeblikke af ømhed og menneskelig modstandsdygtighed præger enhver neurologisk sygeplejerskes rejse. Disse anekdoter minder os om vigtigheden af empati, udholdenhed og håb i den medicinske verden og forstærker ønsket om at yde pleje med hjerte og passion.

Kapitel 16

KONKLUSION OG FREMTIDSUDSIGTER

Virkningen af teknologiske fremskridt og videnskabelig tilgang til neurologi

Ved indgangen til det 21. århundrede har neurologien været vidne til en række betagende gennembrud, som alle er blevet muliggjort af teknologiske og videnskabelige fremskridt. Disse fremskridt har ikke kun ændret den måde, vi forstår hjernen på, men har også påvirket tilgangen til behandling og pleje af patienter.

1. Neuroimaging :
Fremkomsten af avancerede billeddannelsesteknikker som funktionel MRI (fMRI) og positronemissionstomografi (PET) har revolutioneret vores forståelse af hjernen i aktion. Disse værktøjer har gjort det muligt for læger at "se" hjerneaktivitet i realtid, identificere specifikke områder i hjernen, der er ansvarlige for forskellige funktioner, og opdage abnormiteter i meget tidlige stadier af sygdommen.

2. Neuromodulation :
Apparater som dybe hjernestimulatorer, der oprindeligt blev udviklet til behandling af Parkinsons sygdom, har vist potentiale i behandlingen af andre neurologiske tilstande, som f.eks. tvangslidelser eller resistent depression. Disse indgreb, som ændrer hjernens elektriske aktivitet, kan forbedre patienternes livskvalitet, hvor medicin har slået fejl.

3. Telemedicin :
Med den eksponentielle vækst i digital teknologi har telemedicin gjort det muligt for neurologer at nå ud til patienter i fjerntliggende områder og tilbyde konsultationer, opfølgninger og endda visse former for terapi på afstand. Det er især værdifuldt for patienter med degenerative sygdomme, som har svært ved at rejse ofte.

4. Genetik og personlig medicin :
Muligheden for at sekvensere DNA til en overkommelig pris har åbnet vejen for mere personlige behandlinger inden for neurologi. Der udvikles målrettede genterapier til sygdomme som muskeldystrofi og visse former for genetisk blindhed.

5. Grænseflader mellem hjerne og maskine (BMI) :
Disse apparater, som stadig er i deres vorden, lover at forandre livet for lammede patienter. De gør det muligt at omdanne hjerneaktivitet til kommandoer til eksterne enheder, så en tetraplegisk patient for eksempel kan styre et exoskelet eller en computer blot ved at tænke.

Krydset mellem teknologiske fremskridt og neurologisk videnskab har ført til en æra af optimisme og innovation. Ud over at forbedre diagnostisk og terapeutisk nøjagtighed øger disse fremskridt håbet om at helbrede sygdomme, der engang blev betragtet som uhelbredelige. For sygeplejersker og alt andet sundhedspersonale betyder det løbende uddannelse, tilpasning til nye værktøjer og metoder, men frem for alt en enestående mulighed for at forbedre patienternes liv.

Fremtidig vision for sygeplejerskens rolle i neurologi

Det globale medicinske landskab gennemgår hidtil usete forandringer, og det neurologiske område er ingen undtagelse. I takt med at teknologien udvikler sig, og vores viden om hjernen udvides, udvikler neurologisygeplejerskens rolle sig også. I horisonten kan vi forudse flere tendenser, der vil påvirke denne rolle.

1. Efteruddannelse og træning :
I informationsalderen stopper læringen aldrig. Sygeplejersker bliver nødt til at være på forkant med nye opdagelser og teknologier, hvilket kræver løbende træning og regelmæssige opdateringer om de nyeste teknikker, lægemidler og procedurer.

2. Øget specialisering :
Ligesom medicinen selv vil sygeplejen sandsynligvis opleve en stigning i subspecialisering. Sygeplejersker, der specialiserer sig i specifikke områder inden for neurologi, såsom bevægelsesforstyrrelser, degenerative sygdomme eller pædiatriske tilstande, kan blive almindelige.

3. Teknologisk integration :
Sygeplejersker kommer til at bruge flere og flere teknologier i deres pleje, fra fjernovervågning af patienter til brug af applikationer og udstyr til at forbedre patienternes livskvalitet. Denne integration vil kræve både teknisk ekspertise og evnen til at tilpasse sig nye værktøjer.

4. Tværfagligt samarbejde:
Den neurologiske sygeplejerske kommer i stigende grad til at arbejde sammen med et mangfoldigt team: neurologer, terapeuter, socialrådgivere og endda biomedicinske ingeniører. Dette tværfaglige samarbejde vil være afgørende for at sikre omfattende patientpleje.

5. Udvidet rolle i forskning :
Sygeplejersker vil få mulighed for, og i nogle tilfælde ansvar for, at deltage aktivt i klinisk forskning. Deres direkte og kontinuerlige interaktion med patienter gør dem til privilegerede observatører af effekten af behandlinger og uopfyldte plejebehov.

6. Holistisk og forebyggende pleje :
Med en bedre forståelse af de sociale, miljømæssige og genetiske faktorer, der påvirker neurologiske sygdomme, vil

sygeplejersker spille en større rolle i sygdomsforebyggelse og sundhedsfremme med en holistisk tilgang, der tager hensyn til hele mennesket.

Neurologi er, ligesom alle andre medicinske områder, i konstant udvikling. Sygeplejersker, som en central søjle i sundhedssystemet, må tilpasse sig og udvikle sig i overensstemmelse hermed. Udfordringerne er mange, men fremtiden byder også på store muligheder for sygeplejersker til at styrke deres indflydelse, udvide deres færdigheder og spille en nøglerolle i forbedringen af neurologiske patienters livskvalitet.

Opmuntring af den næste generation

Neurologi, et af de mest fascinerende og konstant udviklende områder inden for medicin, lover store muligheder for den næste generation af sygeplejersker. Men som med ethvert krævende erhverv er det vigtigt at opmuntre, inspirere og støtte håbefulde neurologiske sygeplejersker, så de kan nå deres fulde potentiale.

1. Tilskyndelse til passion og nysgerrighed :
Alle kommende neurologiske sygeplejersker bærer en passion for at forstå nervesystemets komplekse funktioner i sig. Denne passion, kombineret med en umættelig nysgerrighed, er hjørnestenen i succes inden for dette felt. Lad os opmuntre dem til at stille spørgsmål, videreuddanne sig og aldrig holde op med at lære.

2. Fremhævelse af succeser :
De inspirerende historier om sygeplejersker, der har gjort en forskel i deres patienters liv, som har været involveret i banebrydende opdagelser, eller som blot har overvundet personlige udfordringer, kan tjene som rollemodeller for

unge mennesker. Disse historier viser, at på trods af forhindringer er positiv indflydelse inden for rækkevidde.

3. Tilvejebringelse af solid mentorordning:
Værdien af en mentor i en sygeplejerskes karrierevej kan ikke undervurderes. Mentorer kan give råd, dele erfaringer og guide unge sygeplejersker gennem neurologiens kompleksitet.

4. Omfavnelse af teknologi:
Nutidens generation er født ind i en digital verden. Ved at integrere innovative teknologier i uddannelse og praksis kan vi ikke kun forbedre plejen, men også tiltrække og fastholde interessen hos unge sygeplejersker.

5. Tilbyde muligheder for faglig udvikling:
Workshops, seminarer, stipendier og praktikophold kan give håbefulde sygeplejersker de værktøjer og færdigheder, de har brug for til at udmærke sig. Sådanne muligheder kan også give dem et indblik i de forskellige mulige specialiseringer inden for neurologi.

6. Styrkelse af følelsen af at høre til :
Skabe et miljø, hvor alle føler sig værdsat, støttet og hørt. Opmuntre til gensidig støtte, samarbejde og udveksling af erfaringer inden for sygeplejefællesskabet.

Den nye generation af neurologiske sygeplejersker har potentialet til at skubbe grænserne for, hvad vi ved, og hvad vi kan opnå i plejen. Som sundhedspersonale, undervisere og mentorer er det vores pligt at opmuntre, støtte og inspirere disse kloge unge hoveder. Morgendagens neurologi afhænger af de frø, vi planter i dag.

www.ingramcontent.com/pod-product-compliance
Lightning Source LLC
Chambersburg PA
CBHW050105230526
45470CB00004B/1684